ちくま新書

知っておきたい

——新型コロナと21世紀型パンデミック

岡田晴恵
Okada Harue

1507

知っておきたい感染症　新版
——新型コロナと21世紀型パンデミック

【目次】

編集協力＝佐保圭
イラスト＝増子勇作（増子デザイン室）

はじめに

2019年12月、新型コロナウイルス感染症（後にCOVID-19とされる）が、中華人民共和国湖北省武漢市において報告された。以来、中国を発生源に感染が拡がり、2020年夏の現在、まさにパンデミック状態にある。

2020年7月、日本でも新型コロナウイルスの感染者が再び急増、このまま、市中感染率の高いままに秋冬の低温乾燥という呼吸器感染症の流行しやすい時期に突入すれば、さらなる大流行が懸念される。

世界に目を向ければ、新型コロナウイルスの感染拡大のペースは加速し、7月の校了日時点で世界全体の感染者数は1200万人を越え、さらに増加の一途をたどっている。行動制限を課し、当初は封じ込めがうまくいっていても、制限解除により再拡大が起こり、経済活動と感染防止の両立の難しさが世界各国で浮き彫りとなっている。

あらゆる社会・経済活動がリンクした21世紀のグローバル化社会では、感染症対策も新たなる指針を構築しなければならない。この新型コロナウイルス感染症においては無症状者も感染源となる。そのため、積極的なウイルス検査によって感染者と非感染者を分け、感染者には医療を与え隔離し、非感染者は社会活動を担い経済と社会機能を守っていく。このような攻めの検査での新型コロナウイルス対策が、経済に与える深刻な影響を鑑(かんが)みれば、必要ではないか。

新型コロナウイルス感染症を乗り切っていける方策は何か？　これが目下の最大の関心事であるが、現代の日本に生きる我々にとって是非知っておくべき感染症は他にも複数存在する。本書では、それらの感染症についても取り上げている（第2章以降は2016年に刊行された旧版と同じ内容だが、適宜情報を更新している）。

また本書の新型コロナウイルス感染症の記載にあたり、TBSテレビ・井上貴博MCの「Nスタ」、テレビ朝日「羽鳥慎一モーニングショー」、山口豊MCの「日曜スクープ」への出演で日々、学ばせていただいた経験や知見・知識が大きな支えとなっている。報道で学び、対策を思考する、そのような半年間が本書の記述の基盤となった。感謝と共にここにそれを明記したい。

第１章
新型コロナウイルス
——世界を混乱に陥れたパンデミック

1　世界中で流行した新型コロナウイルス感染症

†中国からヨーロッパ、アメリカ、そして世界中に

２０１９年12月、新型肺炎が中華人民共和国湖北省武漢市で確認された。肺炎患者の集団発生から、武漢市の封鎖などの強い対策が為されたが、以降、中国を発生源に感染が世界中に拡がり、パンデミックに至る。世界保健機関（ＷＨＯ）は、この新型コロナウイルス感染症をCOVID-19と命名した。また短時間で肺炎が増悪してから亡くなるまでの病態は、ＳＡＲＳ（重症急性呼吸器症候群）と類似しており、病原ウイルスがＳＡＲＳコロナウイルス（SARS-CoV）と近縁であることから「SARS-CoV-2」と命名された。

ウイルスに感染すると、すぐに症状が出るわけではなく、症状が出るまで時間がかかる。この感染から発症までのことを「潜伏期」という。ＷＨＯの発表によると、COVID-19は、1～14日間（曝露後から5日程度で発症することが多い）という長い潜伏期間を経て、発症し、かぜやインフルエンザに似た症状を引き起こす。さらに高齢者や基礎疾患をもつ人を

中心として、約2割の人が発症約1週間～10日後から肺炎の兆候（呼吸困難・咳・痰）があらわれ、入院する。それから、約5％が急速に肺炎が重篤化して集中治療が必要となり、2～3％が致命的となる。他者へ感染させる期間は、発症2日前から発症後7日目ぐらいまでの確率が高いと考えられる。SARS-CoV-2は、上気道と下気道で増殖し、重症の患者ではウイルスの量が多い傾向があり、外に出す排泄（はいせつ）期間も長くなる。

一方で、若年層を中心として、かぜと似た軽い症状ですむ人や、症状がでない無症状の不顕性感染の人も多くいると考えられた。ただ、のちに、たとえ若年層であっても、血栓等による脳梗塞（のうこうそく）や心筋梗塞（しんきんこうそく）、エコノミー症候群からの肺塞栓（はいそくせん）などのリスクがあることや1歳未満の乳児や6歳未満の子どもも感染し、川崎病に似た症状を起こすこと、全年齢層にとって肺炎だけでなくさまざまな病態で深刻な健康被害を与えることがわかってきた。

２０２０年1月30日、ＷＨＯは、新型コロナウイルス感染症について「国際的に懸念される公衆衛生上の緊急事態（ＰＨＥＩＣ）」を宣言。およそ1カ月半後の3月11日には、テドロス事務局長が「パンデミック（世界的な大流行）とみなせる」と述べた（3月12日付「日本経済新聞」）。このときの感染者数は、全世界で12万人あまり、死者数は約４６００人で、いずれもその3分の2を中国が占めていたが、それから1～2週間で感染の中心はヨーロッパ、アメリカへと移り、やがて全世界へと広がっていった。現在（２０２０年7

月）では、南米・アフリカまでも拡大、世界的大流行となっている。北米、とくに米国の感染者の増加には歯止めがかからず、死亡者も増加する事態となっている。

†世界での流行の状況

ＷＨＯによると、２０２０年7月12日現在、全世界の感染者数は１２５５万２７６５人で、死者は56万１６１７人となっている。また、図1-1を見ると、１日ごとの感染者数が増大していることがわかる。

新型コロナウイルスは、世界２２０の国・地域（ロイター通信ウェブサイト7月12日）と、ほとんどの国・地域から感染者が報告されている。また7月12日時点での国別の感染者の内訳は、ＷＨＯ集計の上位10カ国を挙げると、アメリカ合衆国が一番多く３１６万３５８１人、ブラジルが１８０万８２７人、インドが84万９５５３人、ロシアが72万７１６２人、ペルーが31万９６４６人、チリが31万２０２９人、メキシコが28万９１７４人、イギリスが28万８９５７人、南アフリカが26万４１８４人、イランが25万５１１７人となっている。また、この上位10カ国に南アフリカが入っているが、アフリカ地域での感染も増え始めた。医療の脆弱な国々に新型ウイルスが侵入すると、大きな健康被害を出しかねない。検査体制も整っていないことから、実情が把握されないまま、対策も不十分な状況でウイルスが

図１－１　新型コロナウイルス感染症感染者数（2019年12月30日～2020年７月５日）

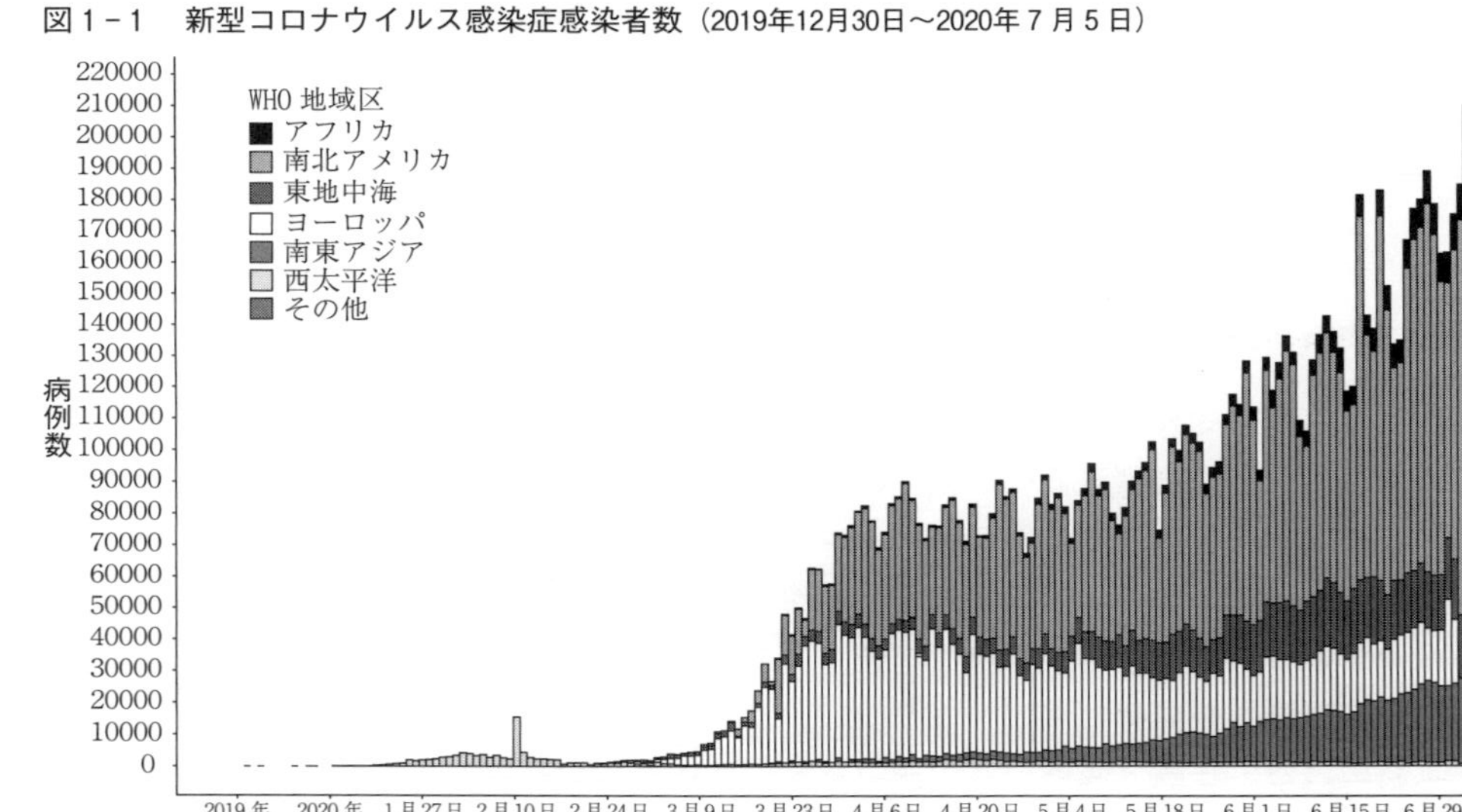

出典：WHO

拡大しやすく、注意が必要である。

2 日本での流行の経緯

†第一例と武漢からのチャーター機

新型コロナウイルス感染症は、2020年1月に第1例が報告されて以来、日本では、国、地方自治体、医療機関から企業、各個人まで、さまざまな対策や自粛などの対応をとってきた。緊急事態宣言解除後の6月までを、原則として時系列で振り返ってみる。

2020年1月14日、神奈川県内の医療機関から管轄の保健所に対して、武漢市に滞在歴がある肺炎の患者が報告される。日本における新型コロナウイルス感染症の1例目として、翌15日に確認された。

1月28日には、中国・武漢市から来たツアー客を乗せて大阪〜東京間を往復したバスの運転手が、日本人の感染者として初めて確認された。翌29日、武漢市在住の邦人がチャーター機の第1便で帰国。帰国者206人ののうち、帰国時点の陽性者は3人（1・5％）

だった。このとき、多くの帰国者は経過観察のため、宿泊施設に入った。

２月１日、新型コロナウイルス感染症は、感染症法に基づく「指定感染症」と、検疫法に基づく「検疫感染症」に指定される。その後、複数地域で、海外滞在歴のない感染例の報告が相次ぎ、そして国内での感染が想定され、ウイルスの拡がりが危惧された。医療従事者への感染も報告されることになった。

ダイヤモンド・プリンセス号

２月３日に横浜港に入港したクルーズ船「ダイヤモンド・プリンセス号」に対して、日本政府は乗員乗客の下船を許可しなかった。１月25日に同クルーズ船から香港で下船した乗客が、２月１日、新型コロナウイルス陽性・感染者であることが確認されていたためである。

２月３日から２日間、検疫官により全乗員乗客の健康診断が行われ、症状のある人やその濃厚接触者から新型コロナウイルスのＰＣＲ検査のための咽頭拭い液が採取された。

５日午前７時から、14日間の検疫が開始され、この時点で、乗客２６６６人、乗員１０４５人、合計３７１１人がクルーズ船に乗船していた。

同日、結果が判明した31人のうち、10人の陽性者が確認された。加藤勝信厚生労働大臣は当初の方針を変更し、乗客全員に対して、原則として起算日となる5日から14日間、船内の自室にとどまってもらう方針を表明し、事実上の隔離対策に踏み切った。さらに、乗客に感染の疑いが確認された別の香港発のクルーズ船の入港の拒否も決めた。

陽性者は船から降りて、国内の病院に隔離され、治療された。また陽性者の同室者は「濃厚接触者」として検査され、陽性の場合、下船して病院に入院し、陰性の場合、陽性患者との最終接触日から14日間、船内での隔離となった。

その後、6日に10人、7日に41人、8日に3人、9日に6人、10日に65人と陽性者が発生した。入港から1週間後の2月10日になって、ようやく加藤厚生労働大臣は記者会見で、船から下りる全員を対象に、ウイルス検査の実施を検討する考えを示した。

このとき、船の運航を維持するため、一部の乗員は業務を続けていたため、検疫期間中、乗員には十分な隔離対策はとられなかった。船舶の構造上の特性もあるが、特に乗員の共同生活での同室、共用施設空間での密閉、密集、密接の状態で感染が拡がったと考えられる。さらにクルーズ船内での換気の問題や、手すり・バイキングでの接触感染、人の集まりやすい環境下での飛沫(ひまつ)感染のリスクが問題として提起された。

また、船舶に特有の「旗国(きこく)主義」も感染防止対策への妨げとなった。船には、人の国籍に相当する船籍が国連海洋法条約で定められており、国旗を掲げる。公海上では、船籍をもつ国が、その船に対する独占的な主権である「管轄権」をもつ。これが「旗国主義」である。ダイヤモンド・プリンセス号の船籍、管轄権はイギリスにあった。また、船内の管理責任者の船長は米国の船会社に所属していた。

その一方で、日本の内水では日本の主権が及ぶとされるため、横浜港に停泊したダイヤモンド・プリンセスの検疫などは日本が対応にあたった。この複雑な状況も、隔離等の感染防止対策を実施するうえでは障害となった。

†相談・受診基準の混乱

2月17日、厚生労働省健康局結核感染症課は、各都道府県、保健所設置市、特別区の衛生主管部（局）へ「新型コロナウイルス感染症についての相談・受診の目安について」を通達した。このなかの「帰国者・接触者相談センターに御相談いただく目安」で、その目安を「風邪の症状や37・5度以上の発熱が4日以上続く方」とした。

これに関連して4月8日、政府の専門家会議の全メンバーらで作る「コロナ専門家有志の会」のHPは「体調が悪いときにすること」という表題の記事を掲載して、「4日間はうちで」というメッセージを画像で示していた。

しかし、軽症とされて自宅待機していた感染者が4日もたたずに重症化し亡くなるケー

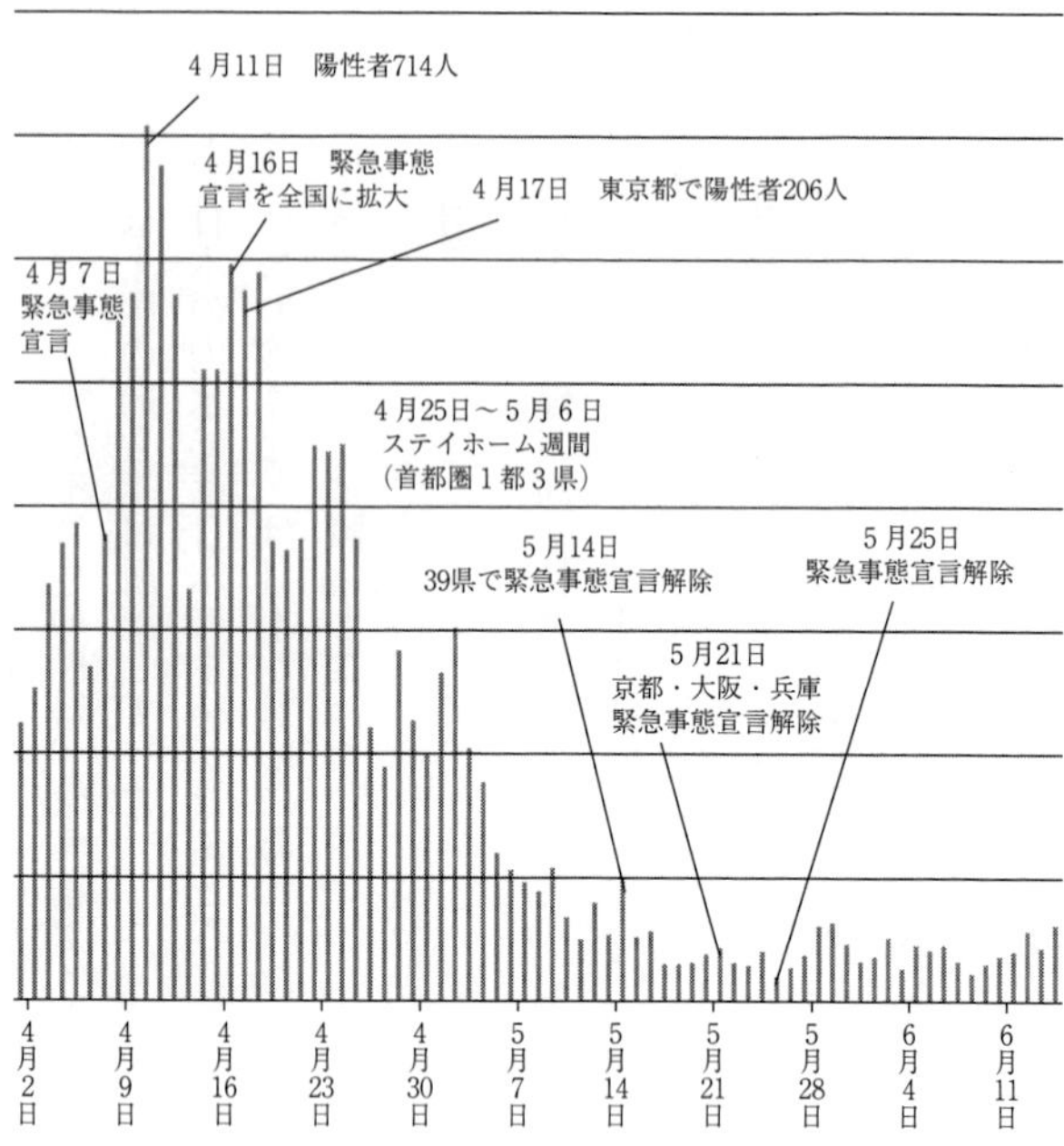
4月11日　陽性者714人
4月16日　緊急事態
宣言を全国に拡大
4月17日　東京都で陽性者206人
4月7日
緊急事態
宣言
4月25日～5月6日
ステイホーム週間
（首都圏1都3県）
5月14日
39県で緊急事態宣言解除
5月25日
緊急事態宣言解除
5月21日
京都・大阪・兵庫
緊急事態宣言解除
4月2日
4月9日
4月16日
4月23日
4月30日
5月7日
5月14日
5月21日
5月28日
6月4日
6月11日

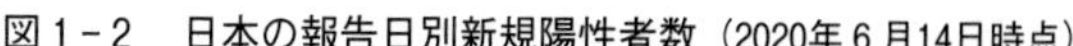

図1－2　日本の報告日別新規陽性者数（2020年6月14日時点）

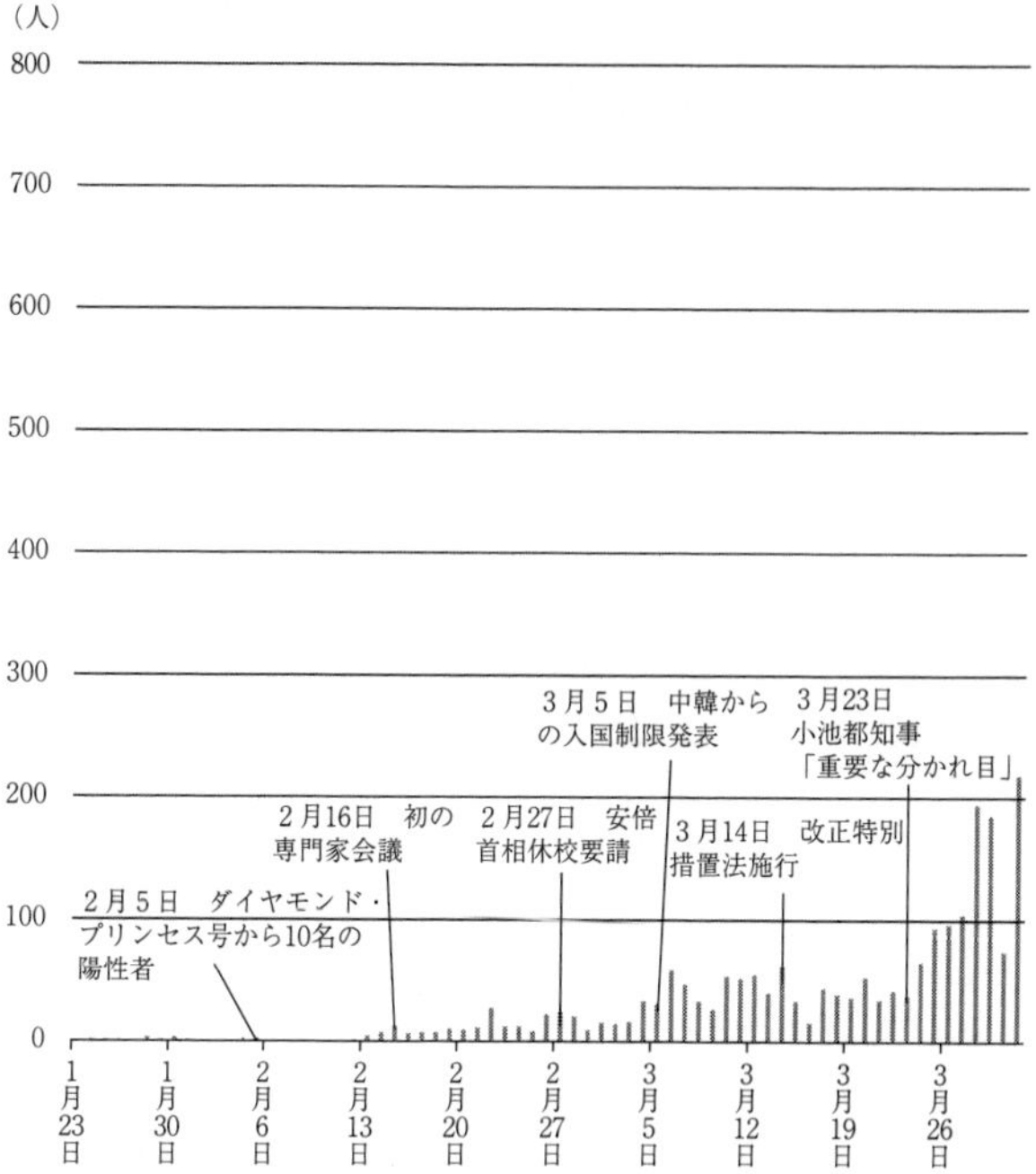

出典：厚生労働省ウェブサイト

※1　都道府県から数日分まとめて国に報告された場合には、本来の報告日別に過去に遡って計上している。なお、重複事例の有無等の数値の精査を行っている。

※2　5月10日まで報告がなかった東京都の症例については、確定日に報告があったものとして追加した。

スも起こり、批判が相次いだ。そのため、「コロナ専門家有志の会」は4月27日には訂正記事を掲載し、「4日間はうちで」などの部分を削除した。

5月8日、厚労省は相談・受診の目安を見直して発表、「37・5度以上の発熱が4日以上続く」の目安も削除された。後に感染者・患者のコロナウイルスの排泄（はいせつ）期間は多くの場合、発症前2日から発症後7日程度であることがわかってきたが、一番感染リスクが高い時期に自宅待機をすることで、感染を家族間で拡げたことになる。

†「新型インフルエンザ等対策特別措置法」改正案

2月25日、内閣に設置された新型コロナウイルス感染症対策本部は、新型コロナウイルス感染対策の基本方針を発表。感染拡大防止策として、流行の早期終息を目指しつつ、患者の増加のスピードを可能な限り抑制して、流行の規模を抑えることと、重症者の発生を最小限に食い止めるべく万全を期すこと、社会・経済へのインパクトを最小限に留めることを目的として、対策強化を進めた。これにより、疑似症患者や確定患者に対する入院措置や、それに伴う医療費の公費負担、検疫における診察・検査等の実施が可能となった。

2月27日、安倍首相は、全国すべての小学校、中学校、高等学校、特別支援学校について、来週月曜日から春休みに入るまで臨時休業を行うよう要請した（その後、5月7日に青森県の県立学校が再開されたのを初めとして、順次、再開された）。

3月10日、2年を限度に政令で定める日まで、新型コロナを同法の対象に加えるという内容の「新型インフルエンザ等対策特別措置法」の改正案が閣議決定され、3日後、与野党で合意し、成立した。

新型インフルエンザ等対策特別措置法は、新型インフルエンザ等に対する対策の強化を図ることなどを目的として、２０１３年4月に施行されたものである。

この法律は「新型インフルエンザ等感染症」と全国的かつ急速な蔓延のおそれのあるものに限定された「新感染症」を対象としたものだった。当初より今回の新型コロナウイルスを新感染症として扱ったのであればスムーズであったが、ＳＡＲＳと類似したウイルスによる感染症であり、「新型インフルエンザ等感染症」にはあたらないとされてしまった。また「新感染症」は何が原因か分からないもののための規定であるため、今回のように「COVID-19」と命名されたコロナウイルスが原因とわかっているものは「新感染症」に該当しないともされた。

そこで、3月10日、COVID-19を新型インフルエンザ等対策特別措置法に規定する「新型インフルエンザ等」とみなして、同法に基づく措置を実施するために、「新型インフルエンザ等対策特別措置法の一部を改正する法律案」が閣議決定された。翌日、衆議院内閣委員会で可決され、12日に衆議院本会議で可決された。翌13日、参議院内閣委員会及び参議院本会議にて可決されて成立し、14日に施行された。

†東京都の対応と感染のピーク

この間にも、国内の感染者数は急激に増えていた（図1-2）。一方、東京都では、3月23日、小池百合子東京都知事が「事態の今後の推移によりましては、都市の封鎖、いわゆるロックダウンなど、強力な措置をとらざるを得ない状況が出てくる可能性があります。そのことを何としても避けなければならない」と強い危機感を表明した（東京都ウェブサイト「知事の部屋」／記者会見（令和2年3月23日））。

のちに専門家会議が発表した全国の新規感染者数のデータでは、4月に入ってから、新規感染者数が減少傾向に転じ、実効再生産数（1人の感染者が集団においてウイルスを他人に感染させる平均人数）も1・0を下回っていることがわかる。感染のピークは4月1日頃と推測されているが、これは3月下旬の小池都知事の一連の呼びかけが、国民に強い危機感を抱かせ、国民の行動自粛へとつながり、功を奏した可能性が考えられる。オーバーシュートを回避する大きな転機となったと考えられる。

しかし、その後も新たに発表される感染者数は増加傾向にあり、4月3日、日本国内の感染者の総数は3000人を超え、4月5日には、東京都では1日の感染者数は143人と発表され、感染者の総数は1000人を超えた。その2日後、国は新型インフルエンザ等対策特別措置法に基づく緊急事態宣言を7都道府県に発令した。

†新型コロナウイルス感染症緊急事態宣言

4月7日、緊急事態措置を実施すべき期間である2020年4月7日から5月6日まで、緊急事態措置を実施すべき区域を埼玉県、千葉県、東京都、神奈川県、大阪府、兵庫県及び福岡県とする「新型コロナウイルス感染症緊急事態宣言」が出された。

この特措法に基づき、都道府県知事は、外出自粛要請、施設の使用制限にかかわる要請・指示・公表等ができるようになった。たとえば、一定規模以上の遊技場や遊興施設など、多数の者が利用する施設に対して、使用制限や催物（もよおしもの）の開催の制限等を要請することができるようになった。しかし、欧米のロックダウンのような強制的に罰則を伴う都市の閉鎖は生じない。また、都道府県知事により外出自粛要請がなされた場合でも、医療機関への通院や生活必需品の買い物、必要不可欠な職場への出勤、健康維持のための散歩やジョギングなど生活の維持に必要な場合は外出できる。結果的には、罰則等の強い規定がなくとも日本国民は自粛要請に従い、店舗等の休業も行われた。その結果、感染者数の増加は、減少の方向に転じていく。

このような限定的な制約ではあるが、個人の移動や行動、営業の自由といった憲法で保障されている基本的人権に強い制限が加わるうえに、国民生活に大きな影響を与える。そのため、感染症対策の専門家や法律家などからは、本法律の必要性や有効性に疑問も投げかけられ、人権の尊重・確保に十分留意しているか、行政による緊急対応とのバランスが取れているか、などさまざまな議論が起こった。

4月15日、日本の累計感染者数は８１００人となった。ただ、1万人当たりの感染者数は他国に比べて、日本は０・６４と極端に少なかった。

4月16日、新型コロナウイルス感染症緊急事態宣言が、実施すべき期間は5月6日までのままで、緊急事態措置を実施すべき区域が全都道府県に変更された。

また、最初に緊急事態宣言の対象地域となった埼玉県、千葉県、東京都、神奈川県、大阪府、兵庫県及び福岡県の7都府県、及び、北海道、茨城、石川、岐阜、愛知、京都の6道府県、計13都道府県は、新型コロナウイルス感染症対策の基本的対処方針（4月16日変更）において「特定警戒都道府県」とされた。

†東京と大阪の取り組み

4月17日、東京都医師会は、都内に最大47の「地域PCRセンター」を設置すると発表。その会見のなかで、かかりつけ医が協力してPCRセンターをつくることの理由について、尾﨑治夫会長は、帰国者・接触者相談センターにPCR検査を受けたいと相談しても検査してもらえない、また病院も病床が満杯で対応できないという状況では、感染予防ができないと判断したからと説明した。

翌18日には、日本医師会に、学術的な助言や情報提供を行うための有識者会議が設立された。会見では、当時の状況が「PCR検査を増やしていく局面」と指摘された。

4月末からゴールデンウィークを迎えたが、繁華街や観光地など各地の人出は例年に比べて大幅に少なかった。しかし感染者数はまだ多く、5月4日、緊急事態措置を実施すべき区域は全都道府県を維持し、緊急事態措置を実施すべき期間が5月31日までに延長された。

5月8日、東京都が初めて陽性率を発表した。この陽性率は、その日までの1週間に陽性と判明した人数の平均を検査した人数の平均で割るという方法で計算される。8日に発表された7日の陽性率の7・5%も、5月1日から7日までの1週間に陽性と判明した人数の平均である22人を、同じ期間に検査した人数の平均292人で割って算出された。

なお、東京都の場合は全国でも検査数や感染者数が圧倒的に多いため、陽性率がなかなか算出できなかったとされる。

一方で大阪の吉村洋文（ひろふみ）大阪府知事は、1月24日、自身を本部長とする「大阪府新型コロナウイルス対策本部」を設置し、1月29日の知事記者会見での記者との応答のなかでも、新型コロナ感染防止におけるマスクの重要性について語り、2月7日には「府民の皆さんへ」と題して「マスクは、咳やくしゃみによる飛沫を防ぐ効果が高いとされています。咳などの症状のある人は、マスクの着用等による咳エチケットの徹底をお願いします」とメッセージを送った。また、3月2日、国に先駆けた府立高校の臨時休校措置を発表し、大規模イベントの開催自粛を要請。3月13日には全国に先駆けて「大阪府入院フォローアップセンター」を設置し、患者のトリアージを行い、段階に応じた病床の確保を目指した。さらに、大阪市の松井一郎市長は4月14日に市立十三（じゅうそう）市民病院を中等症患者を受け入れる専門病院とすることを発表、5月22日より本格稼働した。これらの大阪府の取り組みは、のちに「大阪モデル」と呼ばれ、医療崩壊を防ぐ、全国に先駆けた対策として評価され、新規感染者がゼロに近い状態での自粛要請解除につながった。

†緊急事態宣言解除へ

5月14日、新型コロナウイルス感染症緊急事態宣言が、緊急事態措置を実施すべき期間は5月31日のままで、緊急事態措置を実施すべき区域を北海道、埼玉県、千葉県、東京都、神奈川県、京都府、大阪府及び兵庫県として、ほかの県が外された。この外された39県のなかには、4月16日に「特定警戒都道府県」とされた福岡、茨城、石川、岐阜、愛知の5県も含まれていた。

宣言解除の規範になった基準としては、実効再生産数、医療逼迫度、陽性率などが考えられる。

再生産数とは「1人の感染者が治癒するまでの間、平均で何人に直接感染させるか」を示す。この再生産数には基本再生産数（R0：R nought またはR zero）と実効再生産数（Rt）の2種類がある。

基本再生産数は「まだその感染症の免疫を1人ももっていない集団に感染者が入ったときに生み出す新規感染者数の平均値」を表す。一方、実効再生産数は「実際の社会で起きている再生産数」を表す。よって、実効再生産数が1を下回れば、1人の感染者が生み出す2次感染者が1人未満になるため、新規感染者数は減少に転じ、1より大きくなれば、新規感染者数は増加する。

新型コロナウイルス感染症対策専門家会議「新型コロナウイルス感染症対策の状況分析・提言」（令和2年5月14日）によると、5月13日までの全国の実効再生産数は、おおむね4月上旬以降から1を下回り続け、発症日データのみを用いた推定による4月28日時点の全国の推定値は0・6（95％信用区間：0・4、0・7）と報告された。

医療逼迫度については、同じく「新型コロナウイルス感染症対策の状況分析・提言」のなかで、各都道府県で医療提供体制の整備が進められたことに触れて、「この結果、ピーク時に新型コロナウイルス感染症患者が利用する病床として、令和2年5月1日時点では、3万1077床について、各都道府県が医療機関と調整の上、確保を見込んでおり、1万4781床について、既に医療機関と個別の病床の割当てを終えている」こと、「新型コロナウイルス感染症患者の療養状況等に関する調査結果でも、4月28日時点では、入院者数が5627名、うち重症者数（ICUに入院しているか、人工呼吸器あるいはECMO・膜型人工肺を使用している者の数。以下同じ。）が381名であったのに対し、5月7日時点では、入院者数が4449名、うち重症者数が341名となるなど、入院者数、重症者数ともに減少傾向が確認された」ことが報告され、「医療提供体制についても、現時点では入院を必要としている患者数に対しては十分な病床数が確保されており、入院患者数（ママ）も重症患者数はともに減少傾向であることが確認された」と総括された。

なお、陽性率に関しては、同「新型コロナウイルス感染症対策の状況分析・提言」で「PCR等検査の陽性率については、都道府県ごとに分母として退院時陰性確認検査等を含むかどうか、民間検査機関における陰性結果が報告されているかどうかなどが揃っておらず、また、これらの数値を揃えようとすると、都道府県等の負担も重くなってしまうことから、全国統一的な陽性率を公表できない状況となっている」と説明されている。このため、都道府県の算出方法が異なり、結果の評価は難しいことになった。また東京都の陽性率とその算出方法が注視されることとなった。

5月21日、新型コロナウイルス感染症緊急事態宣言が、緊急事態措置を実施すべき期間は5月31日のままで、緊急事態措置を実施すべき区域を北海道、埼玉県、千葉県、東京都及び神奈川県として、京都府、大阪府、兵庫県が外された。そして5月25日、政府は緊急事態措置を実施する必要がなくなったと認めて、緊急事態が終了した旨が宣言された。

†全国18道県知事の提言

なお5月21日には、広島県の湯﨑英彦(ゆざきひでひこ)知事のほか、岩手、茨城、愛知、三重の合わせて5県の知事が日本記者クラブ主催のインターネット記者会見に出席、PCR検査の件数について1日10万〜20万件程度を目指すべきだと主張した。

この5人を含む18道県知事は5月13日に「大規模な新型コロナウイルス感染者の早期発見・調査・入院等による積極的感染拡大防止戦略への転換」「PCR等検査体制の早急な

整備」「治療・療養のための施設確保」「積極的疫学調査の徹底のための体制整備」「適切な目標設定と段階的な検査の拡大」という5つの対策を盛り込んだ「感染拡大を防止しながら一日も早く経済・社会活動を正常化し、日常を取り戻すための緊急提言」を西村康稔経済再生担当相に提出していた。

これは、緊急事態宣言解除後を見据え、国民が安心して経済・社会活動を送れるように、積極的な感染防止対策をとり、人員や技術を投入して十分な検査・医療体制を構築するように国に促す優れた提言であった。

東京や大阪という大都市の対策が注目されがちであるが、こうした他の道県知事の取り組みも注目されるべきである。たとえば和歌山県の仁坂吉伸知事は2月13日以降「済生会有田病院」で11人の感染が見つかってからはPCR検査を積極的に行い、一時は感染者が63人まで増えたものの、近畿6府県で最も早く感染者がゼロになった。このような各自治体の積極的な取り組みは、流行の第2波に備える意味でも、大変重要なものと言えるだろう。

3　新型コロナウイルスの正体

†コロナウイルスとは何か

コロナウイルスは、一本鎖プラスRNAを遺伝子とし、ウイルスの表面には大きなスパイク状の突起が並んでいる。この突起が太陽の光冠（ラテン語：コロナ）に似ていることから、コロナウイルスと命名された。

コロナウイルスは以前から知られていたウイルスで、現在約40種が知られている。さまざまな動物にはその動物特有のコロナウイルスが存在し、気管支炎、下痢、脳炎などの多彩な症状を起こしながら、その動物集団（種）の中で維持されている。これまで、イヌ、ブタ、ネコ、ウシ、ラクダ、キリン、ニワトリ、そしてヒトを宿主としたコロナウイルスが分離・発見されている。

ヒトのコロナウイルスは、普通の「かぜ」の病原体の15％を占めるほど身近なウイルスであるが、通常の場合、このかぜコロナの感染者は予後良好で重症化はせず、特別の対応を必要としない。長い間、公衆衛生上の大きな問題になるとは想定されていなかった。

しかし、2002年の中国・広東省に端を発したSARSコロナウイルスの発生が大きな転換点となった（第5章参照）。SARSコロナウイルスは、コウモリのコロナウイルスがハクビシン等の動物を介してヒトからヒトに感染するように変異して、人の中で流行を起こし、患者に急速に重症化する肺炎を

図1－3　新型コロナウイルス模式図

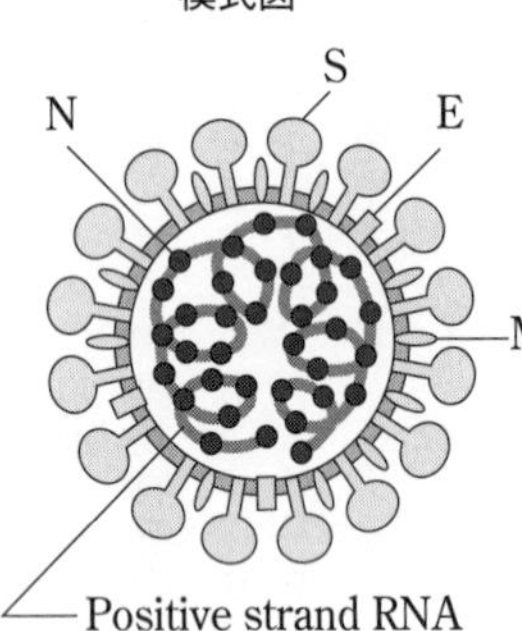

出典：国立感染症研究所ウェブサイト

起こした。また2012年に第1例が確認され、現在もなお感染者が報告されているMERSは、アラビア半島を中心に感染者が出ており、ヒトコブラクダからヒトに感染する（第6章参照）。

動物の間で感染していたウイルスが、動物の種を超えて人に感染し、さらに人から人へと感染するように変化した新しい（人類が初めて遭遇する）ウイルスは、〝新型〟ウイルスと呼ばれる。今回は、動物から人へ感染し、人から人へ感染伝播できるように変異したコロナウイルスであるため、「新型コロナウイルス」と呼ばれている。これまで、人から人に感染する6種類の「コロナウイルス」が発見されていたため、今回の新型コロナウイル

スは7種類目となる。この新型コロナウイルスは、先ほど述べたようにSARS-CoV-2と命名され、このウイルスによる病気がCOVID-19という感染症とされた。

これまでの6種類のコロナウイルスのうちの4種類は、一般のかぜの原因の10〜15%(流行期は35%)を占めており、そのほとんどは軽症だった。本書でも後ほど紹介するが、今まで問題になったのは残りの2種類のコロナウイルスが引き起こす「重症急性呼吸器症候群(SARS)」や2012年以降確認されている「中東呼吸器症候群(MERS)」である。

†新型コロナウイルスの特性

中国メディアは、今回の新型コロナについて、2020年3月4日までに「新型コロナウイルスは二つの型に分類できて、感染力に差がある」と中国の研究者チームが同国の英字科学誌「国家科学評論」に発表したと伝えている。ウイルスのサンプル103例の遺伝子配列を調べると、101例のうちの約70%が「L亜型」、約30%が「S亜型」に分類できる。感染力はL型とS型で異なっており、S型よりも感染力が強いL型は、湖北省武漢で爆発的流行が起きた時期に多く確認され、L型よりも感染力が弱いS型は、遺伝子的にコウモリから検出されたコロナウイルスに近く、古い型とみられている。

今回の新型コロナウイルスは、SARSウイルスより公衆衛生上の対策を取り難いウイルス上の性質をもっており、それが世界的なパンデミックを引き起こした理由ともなっている。

①感染から発症までの潜伏期間が長い。1〜14日（多くは5日）ほどと長く、発症の2日前からウイルスを排泄し、感染源となる。また感染者の約80%は無症状や軽症にとどまり、しかし他者にウイルスを伝播できるため、隔離措置がとりにくく、拡がりやすい。このサイレントキャリアーがウイルスを拡げていることが指摘されている。

②発症日の前後にウイルス量のピークを迎え、つまり感染力が強く、その後、発症から7日間程度、感染源になる可能性がある。

③感染しても無症状のことが30〜50%存在するため、誰が感染者かわからない。無症状で終わる人もウイルスを排泄し、感染源となる。感染者か非感染者かは、検査しないと分からない。

④環境中でのウイルスの生存期間は長い。ドイツのルール大学ボーフムと、グライフスヴァルト大学の研究グループによると、ドアノブなどに付いたインフルエンザウイルスの生存期間が「最長1〜2日間」とされるのに対して、SARSやMERSのコロナウイ

ルスは病院のドアノブなどの金属やプラスチックに付着した場合、生存期間が「最長9日間」とされる。生存期間が長ければ、環境中に感染性ウイルスが蓄積されやすい。接触感染のリスクも高まる。

⑤2020年6月現在、コロナウイルスに特異的な「抗ウイルス薬」はなく、他のRNAウイルス等の抗ウイルス薬や免疫抑制剤、他の疾患に対する薬が治療に使用されている。

⑥ワクチンは開発中である。

　このように、新型コロナウイルスは潜伏期間が長く、潜伏期間中も感染し、感染しても無症状の人も多く存在し、さらに体外での生存期間が長いという特性をもつ。対して、重症急性呼吸器症候群（SARS）は致死率が約10％と高く、感染者は多くの場合重症で、中国を中心に約8000人の感染者を出して大きな問題となったが、約半年で終息した。これはSARSの場合、感染者が発症後5日目からウイルスを出すようになるので、患者が発症してからの隔離措置でも間に合ったことが大きい。

　今回の新型コロナは、このSARSウイルスがよりクレバーに進化したような印象の性質をもつ。そして、あまり気づかないうちに急速に流行し、医療機関や高齢者施設などコロナウイルス感染症にハイリスクの人々の集団で重症肺炎が多発して顕在化するに至った。

†感染の仕組み

新型コロナウイルスの感染の仕組みとしては、飛沫感染と接触感染、さらに冬季を中心に空気が乾燥した環境中で心配されるマイクロ飛沫（エアロゾル）感染がある。

飛沫感染では、新型コロナウイルスに感染した人の咳やくしゃみ、鼻水など飛沫と共にそれに含まれるウイルスをあび、目の結膜や鼻、口の粘膜から感染する。

接触感染では、感染者が触った場所に新型コロナウイルスが付着し、ウイルスが残存し不活性化されない間に他者がそれに触れて、その手で目や鼻、口の粘膜を触ることで感染する。

ほかにも、マイクロ飛沫（エアロゾル）と呼ばれる、ウイルスが残っているごく小さな飛沫を含んだ空気を吸い込んで新型コロナウイルスに感染する場合もある。香港の集合住宅アモイガーデンでのSARSの集団感染、韓国におけるMERSの院内感染でも、このエアロゾル感染の可能性が指摘されている。韓国のMERSの院内感染では、エアコンのフィルターからMERSコロナウイルスが検出されている。もしも感染者が室内に存在する場合、エアコンの気流でウイルスが流動する可能性がある。換気を励行(れいこう)することが大切だろう。

新型コロナウイルスは、患者の便や尿からもウイルスが検出されている。尿からの検出はまれだが、便には多く存在する。今回のコロナウイルスと類似するSARSコロナウイルスが2003年に流行したときは、回復してから1カ月半後の便中にウイルスが排出されていたという報告もあった。またSARSでは、糞便中のウイルスが感染源と推定される集団感染も起きた。

†新型コロナウイルス感染症の症状

初期の主な症状は発熱や咳で、これが約1週間続き、肺炎に進行することもある。感染者の約20%で肺炎症状が重症化し、その内5%が重篤化、2〜3%が致命的となる。また無症状の感染者もいる。さらに下痢などの症状が出る場合（消化器症状の多くは10%未満）や、日本には20代の男性が髄膜炎（ずいまくえん）で重症化した例、北京の病院では肺炎と脳炎を併発した例も報告され、髄液から新型コロナウイルスが検出され、ウイルスが中枢神経に及ぶ危険性も指摘されている。

厚生労働省「新型コロナウイルス感染症（COVID-19）診療の手引き　第2版」（2020年5月18日付）によると、典型的な経過として、次のような説明がされている。

発症から1週間程度はかぜ症状・嗅覚味覚障害を起こし、軽症のまま、約8割が治癒する。残りの約2割は重症化し、呼吸困難に陥ることもある。約5％が肺炎症状が増悪（進行）し、人工呼吸器などでの管理が必要となる。集中治療室に入る必要があるケースは約2〜3％で、これは命に危険のある状態である。

なお、厚生労働省でいう「重症」とは「人工呼吸器などを必要とする、またはICU（集中治療室）に入室するような状態」のことを指す。中等症は「中等症Ⅰ（呼吸不全なし）」と「中等症Ⅱ（呼吸不全あり）」に分けられ、「中等症Ⅰ」は「息切れ、肺炎がみとめられる状態」、「中等症Ⅱ」は、症状が進んで「酸素投与が必要な状態」を指す。よって「軽症」のなかには、高熱や咳などのつらい症状が続いている人も含まれている。

それぞれの症状の割合については、2020年3月17日、国立感染症研究所が3月9日までの確定症例287例から、次のように報告している。発熱は287例中188例（66％）、咳は287例中180例（63％）、肺炎は、症状の有無が確認できた194例のうち121例（62％）だった。症状の有無が確認できたなかで、全身倦怠感は195例中79例（41％）、咽頭痛は211例中58例（27％）、鼻汁・鼻閉（はなづまり）は150例中30例（20％）、下痢は154例中29例（19％）、頭痛は128例中25例（20％）にみとめられている。関節・筋肉痛は142例中10例（7％）、嘔気（はきけ）・嘔吐は145例中9例（6％）、急性呼吸窮迫症候群（ARDS）は123例中7例（6％）、結膜充血は119例中

2例（2％）だった。

†血栓症とサイトカインストーム

2020年3月17日に厚労省は「新型コロナウイルス」の診療に携わる医師らに活用してもらうための「診療の手引き」を出したが、その後、さまざまな症例・知見が報告され、改訂された。たとえば、新型コロナウイルスに感染した場合、血栓症を合併する可能性が指摘されたが、この血栓症の重症化を予測する指標として「Dダイマー」の数値の上昇がある。血液中に血栓ができているかどうかを表す数値で、血栓症の症状が悪化する前にDダイマーの数値が正常上限を超えるような場合、ヘパリンなどによる抗凝固療法を実施することが推奨されている。

新型コロナウイルスは、細胞に侵入するための受容体として、ACE2（アンジオテンシン変換酵素2）を利用する。このACE2は、血管内皮や臓器（特に肺や腸に多く発現）にあり、血圧の調整をつかさどる。血管内皮に発現しているACE2に血液中にいる新型コロナウイルスが感染し、血管内皮細胞を傷つけると出血し、そのために血小板や赤血球が集まり、血栓ができると考えられる。患者には肺にも肺血栓がみとめられるし、体内、特に下肢の静脈血栓の報告もある。若い人で脳梗塞を起こしたコロナウイルス感染者も海外から報告されている。肺血栓、肺の動脈に血栓が飛んで詰まってしまう肺塞栓症が、肺炎だけでなく、この新型コロナウイルスの病態を形成していると考えられる。

2020年3月、4月頃には、新型コロナウイルス感染症の症状として「高齢者の肺炎」というイメージが強かった。しかし、その後感染者が増えてくると、さまざまな病態がわかってきた。ウイルスが喉や肺で増えて血管の中に入ると、心臓や脳や全身に運ばれて、血管を傷つけたり、一気にウイルスが増えたりすると、免疫が過剰反応して、正常な細胞を傷つけてしまうサイトカインストーム（免疫の暴走）が生じる。このサイトカインストームは血栓の原因の1つとも考えられる。サイトカインストームや血管内皮障害などにより、線容亢進（せんようこうしん）および線容抑制（せんようよくせい）が合併していると考えられる。また小児の場合は、血管内皮に障害を起こして川崎病に似た症状が出ることも報告されてきた。

このように新型コロナウイルス感染症は、さまざまな病態の集合体であり、「新型コロナ肺炎」というよりも「新型コロナ感染症」と考えられるようになった。また、軽症の人でも、経過観察中に突然死した事例もあり、これも血栓症との関連が示唆されている。若い人、子どもも含めて、すべての世代にさまざまな病気を起こしていることを認識して、予防と対策を講じるべきである。

†胸部CT・味覚嗅覚異常・結膜炎

また自衛隊中央病院ウェブサイトに掲載されている、クルーズ船「ダイヤモンド・プリンセス号」から搬送された新型コロナウイルス症（COVID-19）104症例のまとめによると、たとえ無症状の感染者であっても、胸部CT（コンピュータ断層撮影法）検査で異常な影が観察される場合があるとされている。無症状者と軽症者に限定しても、約半数に異常な陰影が認められた。CT診断が感染の早期発見につながる可能性がある。

また感染の徴候としては、嗅覚と味覚の異常を訴える患者の多いことも報告されている。ドイツのハインスベルクで2週間隔離された約1000人を対象とした調査が行われたが、感染者の3分の2の人が嗅覚や味覚を喪失したという。イタリアからの報告では、約3割の患者で嗅覚障害・味覚障害があり、若年者、女性に多い傾向がある。鼻腔内にある嗅上皮（きゅうじょうひ）というにおいを感知する組織にウイルスが付着することで、嗅覚や味覚の機能が低下したのではないかと考えられている。

目の粘膜組織である「結膜」からの感染の可能性については、日本眼科学会が「新型コロナウイルス感染症の目に関する情報について（国民の皆様へ）4月1日付」で、目からどのように感染するか、防ぐにはどうすればよいかをまとめている。そのなかで、結膜炎について「おこる頻度は、およそ1〜3%とされていますが（中略）新型コロナウイルス感染症に結膜炎を併発する場合があります」と注意喚起している。

†感染者の致死率

2020年2月23日付のWHOの発表によると、今回の新型コロナウイルス感染症は、1〜14日の潜伏期間の後で、発熱や呼吸器症状、全身倦怠感等のインフルエンザやかぜのような症状が1週間ほど続くことが多い。呼吸困難に陥り、胸部X線（レントゲン）写真、胸部CT検査などで肺炎が明らかになる場合もある。発症者の多くが軽症といわれているが、高齢者や基礎疾患等のある人は、重篤になる可能性があるとされた。

中国疾病対策センターの4万人以上のPCR検査陽性の患者（症状のない人は含まない）を対象としたデータ（2020年2月17日付）をみると、10〜30代の致死率は0・2%、つまり、患者1000人のうち2人が死亡する割合となっている。これは、この若い世代の健康被害としては、リスクが低い数値ではない。

また若い人の場合、無症状など軽症で、コロナウイルス感染に気づかないままに両親や祖父母に感染させてしまう可能性もある。日本における年齢別にみた新型コロナウイルスの致死率（厚生労働省「新型コロナ感染症の国内発生動向（2020年4月17日時点）」）では、全体の致死率は1・6%だが、80歳以上では11・9%と非常に高い。40代では0・1%、50代では0・4%、60代では1・5%、70代では5・6%と、年齢依存的に致死率も高くなっている。また年齢にかかわらず、持病（糖尿病、心不全、呼吸器疾患など）のある人が重症化するリスクが高い。この報告では、20代の致死率は0%とされているが、大相撲の勝武士（しょうぶし）さんのいたましい死亡症例は含まれていない。若い人でも注意すべき疾患である。

WHOの5万人以上の患者を調べた結果報告（2020年2月28日付）でも、中国国内での全体の致死率は3・8%だが、80歳超では21・9%にまでのぼる。高齢者の感染には特に注意が必要である。

4 新型コロナウイルスへの対処法

†陽性者を判定する検査方法

感染者を調べる検査法としては、鼻腔や咽頭から採取した検体や唾液、喀痰（かくたん）等からウイルスの核酸（RNA）を検出する「PCR（ポリメラーゼ連鎖反応）法」がまず挙げられる。

このPCR法には専用の測定機が必要となり、検査結果が得られるまでに時間がかかる。

PCR法による検査は医療保険適用になっているが、希望者すべてが検査できるわけではなく、医師の判断で検査の必要な人に行われる。現在、できるだけ多くの人が検査できるように、設備や施設の拡充が急がれている。

厚生労働省によると「帰国者・接触者相談センターから紹介された帰国者・接触者外来で検査が必要とされたときは、保健所を経由することなく、民間の検査期間に直接、検査依頼を行うことが可能」となっている。かかりつけ医が「PCR検査が必要」と判断すれば、その医師の判断を踏まえたうえで、検査を行うこととなる。

鼻の奥の粘液をとるPCR法だと、不快感や痛みを伴うため、被験者が動いて、きちんと検体が採取できないこともある。検体の採取によって、判定精度が下がってしまうケースがみうけられた。また、検体を採取する医療者も、患者の飛沫を近距離であびて感染するリスクがあった。

そこで新たな採取法として期待されたのが「唾液法」で、2020年6月2日よりPCRの検体は唾液でも可能となった。

これまで、インフルエンザのやり方を踏襲して鼻咽頭をこする方法を採っていたが、肺や唾液腺や舌などにレセプターが多いことがわかってきたので、喀痰に加え、唾液の検査が行われるように変更された。

なお5月13日に、新型コロナウイルスの特異蛋白を迅速に検出する抗原検査法が承認された。PCR検査に比べて感度が低く、陽性の結果が得られた場合には確定診断としての意義が高いが、陰性であったとしても完全には感染を否定できないという欠点をもつとされる。しかし、厚生労働省は、唾液を検体に使って新型コロナウイルスの感染を短期間で調べる抗原検査を2020年6月25日付で公的医療保険に適用し、広く普及することとなった。検体採取から約30分で結果の判定が可能であること、特別な検査機器を必要としないこと、検体を搬送する必要がないことは大きなメリットである。

†治療薬の開発の現状

厚生労働省は「発熱や咳等の呼吸器症状が消失し、鼻腔や気管などからウイルスを検出できなくなった状況」を「治癒した」と判断するとしている。治療段階では、ウイルスが上気道や肺で増えることで生じる熱や咳などの症状の緩和を目的として、患者に対して解熱剤や鎮咳薬を投与したり、あるいは点滴等の治療が行われている。この対症療法によって、患者の全身の状態を管理している間に、患者の体内でウイルスに対する抗体が産生されたり、細胞性免疫等が誘導され、ウイルスが排除されて回復に向かうと考えられている。

また医療機関のベッドに限りがあるため、症状がより軽い段階で治療を開始し、重症化を阻止することが必要となってくる。

既存の治療薬のうちで、新型コロナウイルス感染症の治癒に効果の期待されるものの検証が進められている。

現在、新型コロナウイルス感染症の治療に役立つのではないかと考えられている候補としては、ぜんそく薬であるオルベスコ（一般名シクレソニド）、HIV薬のカレトラ（主成分：ロピナビル、リトナビル）、エボラ出血熱の薬のレムデシビル（商品名ベクルリー）、新型インフルエンザ用のアビガン（一般名ファビピラビル）がある。

また、ウイルスの細胞への侵入を妨害する効果が期待される急性膵炎の点滴薬であるフサン（一般名ナファモスタットメシル酸塩）、サイトカインストームを防ぐ関節リウマチなどの治療薬アクテムラ（一般名トシリズマブ）などもある。

抗寄生虫薬のイベルメクチン（商品名ストロメクトール）は、フィラリアや疥癬などの治療に使われている。

これらのなかでも期待が寄せられているのは、ウイルスが核の中で増殖する手助けを防ぐ抗インフルエンザウイルス薬のアビガンである。アビガンはエボラ出血熱やインフルエンザなどのRNAウイルスに広く効く。SFTSウイルス（重症熱性血小板減少症候群）の治療にも有効との報告もある。高齢者やハイリスクの基礎疾患のある人に早期に使用することで、軽症化が期待される。流行に備え、国民の重症化を防ぎ、医療を守って、致死率を下げていくことが期待されている。医療崩壊を防ぐために重要なことの一つは、患者が重症化を阻止して、人工呼吸器につながれるような状態を回避することだ。医療者数、入院のベット数には限りがある。アビガンは錠剤で扱いやすいこともあり、新型コロナウイルスでの承認が待たれる。

†ワクチンについて

生体が病気、とくに感染症に対して抵抗力を獲得する現象を「免疫」という。抗原（ウイルスなどの異物）が生体内に侵入したとき、免疫細胞であるリンパ球などの白血球が働いて、抗原の作用を排除・抑制する。その過程で抗体がつくられることで、感染症は治癒する。

体内で一度、抗体がつくられると、その抗原（今回の場合新型コロナウイルス）を記憶する免疫細胞ができる（免疫記憶）。再び同じ抗原が生体内に入り込むと、その抗原を記憶していた細胞が指令を出して、大量の抗体が短期間につくられる。結果、ウイルス等の病原体は除去され、そのウイルスによる感染症には、二度と発症しないか、感染しても軽症で済むようになる。

この抗原抗体反応を利用した感染防御法が「ワクチンの予防接種」である。ワクチンは、抗原の毒性を弱めたり無毒化したもので、このワクチンを接種した人の体内に、あらかじめ、その抗原に対する抗体や、抗原を記憶するメモリー細胞をつくることができる。そのため、その抗原が再び体内に入ると、すぐに大量の抗体がつくられ、抗原は除去される。このような免疫は「感染防御免疫」と呼ばれる。

ワクチンの臨床試験には、一般的には数十人で安全性を確認する第1相試験、数百人で安全性と効果を確認する第2相試験、数千人で安全性と効果を確認する第3相試験がある。日本ではワクチンは第3相試験以降で世間に出てくる。

2020年7月現在、世界でワクチンが開発されている。たとえば、米国のモデルナ社と国立アレルギー感染症研究所、中国ではカンシノ・バイオロジクス社と北京生物製品研究所、英国ではアストラゼネカ社とオックスフォード大学、日本でもアンジェス社と大阪大学が取り組んでいる。

ただし、どのワクチン開発も楽観視はできない。コロナウイルスが非常に厄介なウイルスであることについては、WHOも言及している。

コロナウイルスは、患者が罹患したあと、通常の病原体であれば抗体価が上昇してくる時期であるのに、なかなか抗体価が上がらず、ウイルスが再燃する場合がある。また、一部の感染者では抗体価が高値をとり、一方、一部では上昇がみとめられなかった。

通常、ワクチンを打つと、私たちの体の中にはさまざまな抗体ができてくる。感染防御に働く抗体（中和抗体）が多くできれば、感染や重症化を阻止したりすることができる。しかし、感染防御に働かない抗体（非中和抗体）が多くできれば、かえって体の中でウイルスの増殖を加速させて、重症化してしまう抗体依存性感染増強（ADE：Antibody Dependent Enhancement）の起因になる可能性もある。

そのため、ワクチン株は短期間で数多できるが、本当に感染を防御・軽症化できるのかという「有効性」、打ったときに副反応や健康被害が起こらないかという「安全性」のチェックが重要になる。

SARSの場合は、動物実験の段階で抗体依存性感染増強等があり、安全性と有効性が担保されず、ワクチンは開発はできていない。またMERSコロナウイルスもワクチンはない。

ワクチンの事故は10万～100万人に1例の割合程度という低い確率でも問題となるので、第3相試験で有害事象が拾えない可能性がある。新型コロナウイルスのワクチンの開発では第4相試験も課して、広く接種が開始されたあとにも安全性の検証をしていくことが必要となると考えられる。

このように、ワクチンの開発では、十分な有効性と安全性を担保するのに時間がかかる。秋冬の低温乾燥の時期はコロナウイルスやインフルエンザなどのエンベロープウイルス呼吸器感染症が流行しやすい。アビガンやイベルメクチン、ナファモスタットメシル酸塩など、さまざまな国産の治療薬があるので、政府は国民のためにそれらを準備することを、備えとしてまずすべきだと考えられる。

†集団免疫とは何か

ある集団の中で感染防御免疫を獲得した人が増えた結果、その集団で感染者が減少し、流行が収束していくことを「集団免疫」と呼ぶ。集団免疫で感染が終息に向かうためには、ある一定の割合で、そのウイルスを記憶した獲得免疫をもつ人が増えることが条件となる。特定の抗原(ウイルスなど)を記憶した細胞をもつようになるには、2つの方法が考えられる。1つは、感染して回復すること。もう1つは、ワクチンを接種すること。ただし、今回の新型コロナウイルスに関しては、現時点でワクチンがないため、感染者が増えることでしか免疫獲得者が増えない。かといって、急激に感染者が増えれば、医療崩壊と社会機能の混乱が起こってしまう。

この集団免疫を獲得するべく、当初、イギリスは多くの人が集まるイベントの禁止や移動制限などの厳しい措置をとらなかった。イギリス政府の首席科学顧問はテレビで「十分な数の人が軽く発症し、免疫をつけることによって集団免疫の獲得を狙った」ことが理由だと語ったという。しかし、この封じ込めを遅らせ、制限を緩和した行動計画は、その後方針変更されている。3月23日には全面的なロックダウンが発表された。

またスウェーデンでは、自然に集団免疫を国民が獲得することを目指し、他の国ほど感染防止対策をとらない政策を続けている。結果として、スウェーデンは北欧諸国の中で突出した死亡者数を出し、健康被害が発生している。

集団免疫の獲得について考える場合は、実効再生産数が理解のための大切なカギとなる。麻疹（はしか）ウイルスに免疫をもたない集団に、麻疹感染者が1人いた場合には、約18人に感染が広がると考えられているが、この「1人が感染を広げる数」が先ほども述べた実効再生産数である。この実効再生産数が「1」未満になれば、感染は収束に向かう。しかし、そのためには、麻疹のような感染力の強いウイルスでは集団の95%もの人が免疫を獲得する必要がある。

新型コロナウイルスの感染力は、麻疹よりも弱い。再生産数は2～3人だと仮定すると、必要な免疫獲得者の割合は、人口のおよそ50～60%と推測される。

ただし麻疹には、免疫をもつための方法、つまり抗体をもつために必要なワクチンがすでに存在し、ワクチン接種によって国民が免疫を獲得して、麻疹流行はコントロールされている。しかし、繰り返しになるが、今回の新型コロナウイルスのワクチンはまだない。今後、世界で感染拡大が続き、日本でも第2波、第3波の感染が起こると想定されている。一方で、ドイツの流行の中心でもあった地域では、すでに15%の人が、免疫を獲得しているとの研究報告もある。

日本の免疫獲得については、どうだろうか。厚生労働省は2020年6月より約1万人に対して「抗体保有調査」を行っているが（次節参照）、他にも2つほど参考になる調査がある。東京大学先端科学技術研究センターの児玉龍彦名誉教授らのチームが5月に2回行った都内の一般医療機関での無作為の新型コロナウイルスの抗体検査の結果、10〜90代の1000例のうち7例が陽性で、陽性率は0・7%という結果であった（東京大学先端科学技術研究センター「新型コロナウイルス抗体第二回東京の500例測定結果について」2020年6月4日）。またソフトバンクグループが協力医療機関とグループ関係者・取引先約4万4000人に対し5月12日〜6月8日までの期間で実施した抗体検査でも、陽性率0・43%という結果が出た（ソフトバンクグループ株式会社「抗体検査結果速報値等について」2020年6月9日）。いずれも、かなり低い数値と言え、集団免疫にはほど遠いとわかる。

また、このコロナウイルス感染症では、抗体を確認しても、早い時期からそれが減衰することも指摘されている。その場合、再感染の可能性も考えられる。抗体が減衰しても、メモリーB細胞、メモリーT細胞という免疫記憶細胞が出来て残っていれば、ウイルスに曝露されてもすぐに免疫が働いて、対応できるだろう。これらを総合的にみる新型コロナウイルスの免疫機会についての研究結果が待たれる。

5　これからについて

†2020年後半の秋冬が最大の危機

緊急事態宣言が解除されてから、再び新型コロナウイルスの感染が急激に広がる「第2波」については、さまざまな解釈がある。

数十人規模のクラスターがいくつか出てきても多くの人にはインパクトが強いので、それを第2波ととらえたケースもあった。あるいは7月や8月、冬の南半球で感染拡大し、今後、海外との入国の緩和が拡がれば、流行している国から新型コロナウイルスが検疫をのがれ、輸入感染症として日本にやってくる可能性もある。

多くの建築設計では冷やした空気、あたためた空気を外に出さないという〝エコ設計〟にしている。また多くのエアコンは換気ができず、空気を循環させていることになるので、1人でも患者がいればウイルスが循環して集団感染が起きる……そのような夏場でも生じる感染拡大が、第2波となるとする人もいる。

しかし、最も危惧され、対応すべきなのは、日本が低温乾燥になる秋冬以降に来襲するであろう、冬季の新型コロナウイルスの流行である。日本の秋冬は、乾燥・低温となるため、エアロゾル（マイクロ飛沫）が発生しやすく、コロナウイルスの感染伝播力が強くなる環境因子がそろう。大きな第2波がくると、同時期にたくさんの患者が発生して、医療崩壊を招くことが想定される。そのための準備を今、事前に為しておくべきであろう。

さらに、今年の秋冬は、新型コロナウイルスだけでなく、インフルエンザや他の呼吸器疾患の発生・流行の恐れもある。２０１９年から２０２０年の冬は、新型コロナウイルスの感染症対策を行った結果、その予防の徹底によって、季節性のインフルエンザの流行を避けることができたと考えられている。しかし、２０２０年の後半から２０２１年初頭にかけての秋冬では、インフルエンザが同時に流行する可能性が高い。通常でも年間１００

0万人以上のインフルエンザの患者が毎年発生している。そこに新型コロナウイルスの患者が加わるのである。インフルエンザや新型コロナのようなエンベロープ（脂質二重層の膜）をもった呼吸器感染症ウイルスは、冬季に流行しやすい。

さらに、肺炎球菌、RSウイルス、マイコプラズマ、かぜコロナウイルスなどのルーティンの呼吸器感染症の流行も加わる。前もって対策を講じておかなければ、医療は混乱し、春に話題になった救命救急のたらい回し、検査や治療、入院ができない等の、決してあってはならない状況が起こってしまう。これを回避しなければならない。

これらの状況を避けるためには、インフルエンザのワクチンを前倒しでより多くの人に打てる環境の整備や、インフルエンザと新型コロナウイルス感染症、その他の呼吸器疾患を区別してトリアージをするための検査体制を備えた「呼吸器救急外来」の設置、拡充などの対策が、2020年後半の秋冬を迎える前の、この2020年夏の間の急務である。この「呼吸器救急外来」では、血液検査、インフル・コロナの検査、CT、レントゲンなどの検査が行えることが必要である。

2020年4月に発令された緊急事態宣言のもとで実施された自粛では、莫大な経済的損失があり、国民の痛みは大きなものとなった。もし第2波に備えた準備と対策を怠れば、新型コロナウイルスの再びの流行は避けられず、結果、再度緊急事態宣言が発令され、最悪の場合2020年11月から2021年2月ぐらいまでの間、経済活動を止めなければならなくなる可能性もある。そのような事態を避けるために、私たちは、どのような準備をすればよいのだろうか。

†PCR検査の正しい活用法とは

PCR検査は、感染の判定に使われるほか、感染者の退院基準にも使われていた(「軽快後、24時間後にPCR検査〔原文:核酸増幅法〕を行い、陰性が確認され、その検体を採取した24時間以後に再度検体採取を行い、陰性が確認された場合」。以下引用は、厚生労働省「感染症の予防及び感染症の患者に対する医療に関する法律における新型コロナウイルス感染症患者の退院及び就業制限の取扱いについて」令和2年6月12日より)。しかし現在では、「原則」として、「発症日から10日間経過し、かつ、症状軽快後72時間経過した場合」というPCR検査を経ない基準が示されている。無症状者も同様に、PCR検査なしの「発症日から10日間経過した場合」が原則とされている。

PCR検査は感度が良いので、遺伝子の一部が少し残っていたのでも、検出してしまう。日本の場合、当初退院基準は「2週間隔離、PCR検査2回陰性でOK」というようにしていたので、検査現場に重い負担となっていた。このため新規の検査数にも悪影響があったと考えられる。しかしながら発症8日後からはほとんどうつさないというエビデンスもそろってきた。そしてＰＣＲ検査なしの退院基準が、5月29日に加わっている。これは、今後新規感染者を見つける体制の拡充に寄与するだろう。

ところで現在、新型コロナウイルス感染を判定する検査としては、主に3つの種類がある。

①いま、新型コロナウイルスに感染しているかどうかを判定するためのＰＣＲ検査。専用の機械がある場所で、4〜6時間かけて、連鎖反応で増幅させたＲＮＡを検出することで、陽性、陰性の判定を行う。

②いま新型コロナウイルスに感染しているかどうかを判定するための抗原検査。先ほども述べたが、こちらは検体を採取した場所で、約30分でウイルスの蛋白質を検出することで陽性、陰性の判定が行える利点がある。この抗原検査は、発症後2〜9日目の期間の症例であれば、陰性であってもＰＣＲ検査をしたのと同じ確定診断とすることができるとされた（厚生労働省6月16日）。発症後2〜9日はウイルス量が多く、ＰＣＲ検査と抗原検査の一致する。

③過去、新型コロナウイルスに感染したことがあるかどうかを判定するための抗体検査。

先ほど第4節の最後にも登場したが、この検査では感染の実態把握ができる。

ただしキットによっては他のかぜコロナウイルスとの交差反応による疑陽性が一定割合あるとされる。厚労省は2020年6月から1万人規模でこの検査を開始した。一定規模の都市がある都道府県のうちで、新型コロナウイルスの患者が多い東京都と大阪府、そして、患者が少ない宮城県を対象として、それぞれ約3000人を検査したが、これは全国の感染状況の推計や、感染拡大防止策の検討に役立つ。6月1〜7日にかけて、東京都・大阪府・宮城県で、それぞれ無作為抽出で一般住民3000人から血液を採取した抗体検査（定量検査）では、陽性率が東京0・10％、大阪0・17％、宮城0・03％であった。

†今後の戦略

新型コロナウイルスの感染防止対策として、これまで政府は「クラスターを追う」という戦略をメインに行ってきた。

しかし、30〜50％の感染者が不顕性感染だということがわかってくると、このクラスターの追跡をメインにする方針だけでは十分でない可能性がある。

不顕性感染とは、細菌やウイルスなど病原体に感染しても、感染症状を発症していない状態をいう。不顕性感染の人は、保菌者（キャリア）となって、本人も周囲の人間も知らないうちに感染源となる可能性がある。その場合、クラスターだけを追っていくと、サイレントキャリア（感染しているのに症状が顕れないまま他の人に感染させる可能性のある人）を取り逃すことになりかねない。

また、新型コロナウイルスに感染したにもかかわらず軽症ですんだ人は、あまり自覚のないままに、他人との接触を続けてしまう。また、ごく初期にはクラスターを追うことは可能でも、点のクラスターではなく、点がつながった面の流行となると、クラスターは事実上追えず、不可能となる。

これらのリスクを避けるためには、検査を拡大して、陽性と陰性を分けて、陽性の人を隔離する対策が有効と考えられる。

クラスターを追う戦略は、新型コロナウイルスが流行すれば早期に破綻するので、感染防止対策のメインは積極的な、攻めの検査による「検査・隔離」にシフトした方が賢明と考えられる。

たとえ軽症者であっても、自宅で待機している間、同居している家族などに感染させないことは難しい。一人暮らしの場合でも、急に重症化したときにリスクが大きくなる。

その点で、韓国の「生活治療センターに入所させる」という方法は参考になる。韓国では、軽症者は病院ではなく、政府や企業により借り上げられた寮に隔離し、医療スタッフがついて患者のケアをする。また、検査に関しても、医療スタッフの感染を防止しながら大量に検査できる「ドライブスルー検査」や「ウォークスルー検査」などの方法で、感染者を早期発見・早期治療することで、完治者を増やした。

２０２０年第2波以降の新型コロナウイルス感染防止対策に関しては、検査を増やし、陽性の人を分けて、陽性の人に関しては、無症状の人も、ビジネスホテルや体育館などの大規模な施設で診ながら隔離することも考えるべきである。陽性の人の周辺の職場の人たちや学校の人たちや家族といった濃厚接触者も積極的に検査する。治療が必要な人は入院してもらう。そして、陰性の人や、発症して回復した人に経済を回してもらう。そうすることで、同時にたくさんの感染者を出すことなく、できるだけ流行を小さな波で抑えながら、医療崩壊を防ぎ、かつ自粛などの経済活動の停止を避けて、できるかぎり経済的なダメージを小さくすることが求められる。

感染者を隔離することで、非感染者が経済活動を続けるという21世紀型の攻めの感染拡大防止対策をとるべきだろう。積極的な検査で流行を小さくし、医療体制を維持していくという二段構えでなければ、地域経済と国民の健康の両方を守ることはできないと思われる。

†止まらぬ世界での感染拡大

2020年7月現在、世界では感染拡大のペースが止まらず、1日の感染者数は日によって増減はあるものの、右肩上がりで増えている。WHOによれば7月10日の時点で世界全体の感染者数は1200万人を越え、さらに増え続けている。6月1日時点での感染者数が608万1238人だったことを考えれば、感染拡大のその凄まじいスピードがわかるだろう。また検査体制が十分でないアフリカなどのことを考えれば、世界全体の感染者数はこの数よりかなり多いと考えられる。世界は緊迫した状況にある。

なかでも、アメリカ合衆国では、感染の再拡大が起きており、1日あたりの感染者数も7月12日には6万6281人を記録し、感染者数の累計は約316万3581人と突出している（WHO7月12日）。特に深刻なのは、早期に経済活動を再開させたアリゾナ州、テキサス州、フロリダ州など共和党知事が治める州である。また早期に行動制限を課し、当初は封じ込めがうまくいっていたカリフォルニア州でも、制限解除により再拡大が起こっている。経済活動と感染防止の両立の難しさがよくわかるだろう。

なお、このように世界で感染が拡大している2020年7月上旬現在、日本はほとんどの国に対して入国規制や14日間待機、あるいは入国拒否を行っている。ただし、感染が落ちついているベトナム、タイ、オーストラリア、ニュージーランドと協議し、1日最大250人程度のビジネス関係者の入国を認める方針で、すでにベトナムについては6月25日より入国制限緩和が始まっている。この4か国以外の国についても、制限の緩和が模索されている。

日本については、2020年7月10日、東京都の1日の感染者数は243人となった。5月末より、新宿を中心とした接客業での感染者の発生が多数報告され、速やかに徹底した検査を行い感染者を発見して、流行を封じ込める対策の必要性が強く指摘されていた。しかし、陽性者の出た店舗を中心とした〝集団検査〟にとどまり、7月7日には新宿区のPCRスポットの陽性率が約40％と驚異的な高さとなった。今後、市中感染の拡大と他の地域へのウイルスの拡散、流行が強く危惧される。

第 2 章

エボラウイルス病
――風土病が世界を回る

1　新しい感染症の危機

†国際社会への脅威

２０１４年、これまでアフリカ中央部の風土病とされていたエボラウイルス病（同年にＷＨＯは従来の疾患名エボラ出血熱を、出血のない患者も多いことから、エボラウイルス感染症・エボラウイルス病に変更した）が、西アフリカの３国で突然大きな流行を起こし、世界中を震撼させた。さらに、現場の医療従事者を含む感染者が航空機で国外に移動したために、欧米諸国でも患者が発生した。

２０１３年12月にアフリカ西部ギニアの2歳の男の子を最初の患者として始まったエボラ出血熱の流行は、翌年3月には拡大傾向を示し、フランスのパスツール研究所に送られた患者検体からエボラウイルスが検出された。4月にはＷＨＯがそれを公表し、アフリカ諸国は国際対応を提起したが、ＷＨＯをはじめ欧米諸国の反応は鈍かった。5月以後になると、隣接するシエラレオネとリベリアにも波及し、２０１４年6月から大きな流行を起こしはじめる。9月になって、WHO、国連等による本格的な国際支援が開始されて、11月には流行の拡がりは下火になり、患者の発生は減少した。しかし、その後、2015年11月の時点でも、いまだ患者発生の報告があった。ウイルスは近隣国にも波及し、また数名の感染者が欧米諸国に搬送されているが、そこでは大きな流行にはなっていない。

2015年11月7日には、シエラレオネでの流行がようやく終息を宣言（その後感染・死亡者が判明）、ギニアではその直前の10月29日に新たな感染患者の発生が報告された（12月29日に終息を宣言）。最多の犠牲者を出したリベリアでは、2015年5月に終息宣言が出され、その後に患者が発生し、9月に2度目の終息宣言、再び患者発生、2016年1月に3度目の終息宣言という繰り返しである。また、リベリアで最初に報告された15歳の少年は死亡し、濃厚接触者数十人が厳重な監視下に置かれた。

エボラ出血熱を回復した患者の一部には、耳鳴りや眼の奥の痛み、記憶障害などの後遺症が認められており、また数カ月後に再発症したり、再びウイルスが検出された症例も報告されている。ウイルス伝播経路、感染発症機構、病態など不明な点も多く、治療薬、予防ワクチンも実用化されていない。

最大の流行時期にあたる2013年12月から2016年1月6日までに集計された感染者数は2万8637名、死亡者は1万1315名、致死率は約40%となっている。197

6年にアフリカ中央部のスーダン（南スーダン）でこの病気が初めて確認されて以来、20回以上起こった地域流行における感染者の総数をはるかに凌駕する数である。

２０１４年６月。最も流行の激しかったリベリア、シエラレオネ、ギニアでは、流行拡大が現地政府ではもはや制御できない状態となった。医療対応能力を大きく超える多数の重症患者の発生で、エボラ患者のみならず、一般患者への医療体制は麻痺していった。多くの人々が突然無差別に倒れ、また突然の重症感染症の流行による混乱で、日常生活や社会機能の維持・継続に必要なライフラインと社会インフラが崩壊した。食糧供給にも支障が生じ、エボラ患者の遺体は通りに放置され、激烈な伝染病におびえる流行地の人々の様子は、ショッキングな映像として世界中に配信された。

これに対して、普段から現地で医療協力に当っていた国境なき医師団（ＭＳＦ）などが、２０１４年の早い時期から、警報を鳴らし続けてきたが、ＷＨＯアフリカ地域事務局における危機認識が不十分で、初期における緊急対応の時期を逸してしまった。ＷＨＯ本部では、３カ国での流行が制御困難な状況に陥った7月末になって、ようやく本格的な対応を開始したが、時すでに遅かった。

これらの事態を受けて、２０１４年9月に国連安全保障理事会は、緊急会合を開き、今

表2-1　主なエボラウイルス病のアウトブレイク

年	国	地域	エボラウイルス型	患者数（人）	死亡者数（人）	致死率（%）	備考
1976	スーダン	ヌザーラ、マリディィ	スーダン株	284	151	53	
1976	ザイール	ヤンブク	ザイール株	318	280	88	
1976	イギリス		スーダン株	1	0	0	実験室での注射針を刺した事故
1977	ザイール	タンダラ	ザイール株	1	1	100	
1979	スーダン		スーダン株	34	22	65	
1989～90	アメリカ合衆国		レストン株	7	0	0	フィリピンからのアカゲザルによるウイルス侵入サルからヒトへの感染が確認されたが、ヒトは無症状
1994	ガボン	マココウ	ザイール株	52	31	60	
1994	コートジボワール	タイ	コートジボワール株	1	0	0	チンパンジーからの感染
1995	ザイール	オゴウエ	ザイール株	315	250	81	
1996（1～4月）	ガボン	マイボウト	ザイール株	37	21	57	チンパンジーからの感染
1996～97	ガボン	オゴウエ	ザイール株	60	45	74	チンパンジーからの感染
1996	南アフリカ	ヨハネスバーグ	ザイール株	2	1	50	ガボンの患者から感染
2000～01	ウガンダ	グル、マシンディなど	スーダン株	425	224	53	
2001～02（10～3月）	ガボン	メカンボほかガボンとコンゴ共和国の国境地帯	ザイール株	65	53	82	国境を越えて感染拡大
2001～02（10～4月）	コンゴ共和国	ガボンとコンゴ共和国の国境地帯	ザイール株	57	43	75	ガボンの患者から感染
2002～03（12～4月）	コンゴ共和国	コンゴ共和国の森林でゴリラやチンパンジー、森林カモシカが死亡	ザイール株	143	129	89	サル類はエボラウイルス感染による死亡と確認された
2003（11～12月）	コンゴ共和国	Wccmo 地区	ザイール株	35	29	83	
2004	スーダン	ヤンビオ	スーダン株	17	7	41	
2007	コンゴ共和国		ザイール株	264	187	71	
2007～08（12～1月）	ウガンダ		ブンディブージョ株	131	42	32	エボラ・ブンディブージョ株による最初の感染
2008	フィリピン		レストン株	6	0	0	レストン株はヒトは無症状
2008～09（12～2月）	コンゴ民主共和国	Kasai Occidental Prowince	ザイール株	32	15	47	
2011	ウガンダ	Lurdbugyo District	スーダン株	1	1	100	
2014～16	ギニア、リベリア、シエラレオネなど	西アフリカ諸国を中心に流行	ザイール株	28,637	11,315	39.6	
2018～20	コンゴ民主共和国	北キブ、イトゥリ	ザイール株	3,470	2,287	65.9	

回のエボラウイルス病の流行に対する安保理決議を採択した。そして、米国を中心として支援体制がようやく動き始め、流行終息に向けた国際社会の長い闘いが始まったのだ。

†もともとは風土病

そもそもエボラ出血熱は、主に感染者の血液や体液、吐瀉物や排泄物に直接接触することで感染する。基本的には、インフルエンザのように患者の咳やくしゃみなどの飛沫や飛沫核（咳やくしゃみで飛び散った飛沫の周囲の水分が乾燥し、浮遊した病原体）で感染伝播はしないと考えられてきた。さらに、致死率の高い重症疾患であるために患者は臥床し、歩き回って感染を拡げることが起こりにくい。したがって、通常エボラ出血熱は、効率の良い感染の伝播が起こる疾患ではない。

また、エボラ出血熱の発生地域は、これまではアフリカ中央部の僻村であって、その周辺での地域の局所的な流行で終息していた。1回のアウトブレイクでの感染者数、犠牲者数は、数十人から数百人レベルに留まっていた。

このアフリカ中央部の風土病であったエボラ出血熱が、地球規模の公衆衛生上の危機にまで発展した今回の流行とは、どのようなものだったのか？　それは、どのような経緯で発生し、なぜここまでの規模の流行を起こすに至ってしまったのか？　本章では、201

4年のエボラ出血熱の流行が国際的な脅威となった経緯と背景を、21世紀の現状から考察する。

†大都市は感染リスクが高い

２０１１年10月31日、地球人口は70億人を突破し、２０１９年には77億人とも推定されているが、スペインかぜ（スペイン・インフルエンザ）が流行した１９１８年頃は18億人だった。第二次世界大戦後、人口は急増し、12年で10億ずつ増加している。

人口増加には、食糧増産が必要となる。人類はジャングルや密林等の開発を手掛けて、耕作地を拡げ、家畜を飼育して、食糧増産と供給を促している。さらに、居住区もそれらの開拓地に盛んに造られている。

野生動物の生息エリアに人が踏み込むことで、これまでは接触する機会の少なかった動物との接点ができる。野生動物は、さまざまなウイルスや細菌などの微生物の宿主として、これらを保有している。通常、それらの微生物は自然宿主とは病気を起こさずに共存しているが、人がそのウイルスや細菌に感染すると、発症し、ときに病原性の強い、致死性の感染症となることがある。野生動物に直接接触する機会としては、狩猟やその肉を取るためなどの解体作業、ブッシュミート等としての経口摂取、さらに皮革などの利用における処理作業などがある。また、人が野生動物生息エリアの近くに居住し、動物の排泄物や体液、血液などに触れることなどで、感染することも考えられる。

もちろん、密林や周囲の村々に居住する部族も存在したし、野生動物を狩猟してタンパク源とする生活習慣と食文化はこれまでも広く分布していた。このような人々には、野生動物に由来する病原体に感染する機会はあったが、それは家族内や村内に留まる地域的な流行に終始していた。人の交流が活発でない状況では、病原体の遠隔地への拡散は起こりにくい。

†人口増大、高速大量輸送の時代

現代では、文明の進歩と経済発展とともに人の交流は活発化、広域化している。その影響が、野生動物の生息する地域にも及び始めている。密林周囲の村々と近隣の町や大都市が、車や鉄道でつながり、交通量とスピード効率も上がった。

都市には多数の人が密集して生活する場所が形成され、もしもそこに野生動物由来の新興感染症の病原体が侵入すれば、爆発的な流行が起こることになる。都市で流行が起これば、さらに人の移動によって、病原体が地方にも拡散していく。２０１４年のエボラ出血熱のアウトブレイクの要因としては、野生動物との接点のある村に留まっていた感染症が、都市に運ばれ流行を起こしたことが大きい。そして、首都にまで入ったウイルスは、国際空港から航空機で新天地の大陸に拡散して行くことも、21世紀の象徴的な感染症拡大の様式である。

地球人口の増加と高速大量輸送を背景としたグローバル化社会の中で、ここ40年、さまざまな新興感染症が発生し、流行を起こしては世界に拡散していった。エボラ出血熱の流行というウイルス学的には予測し難い想定外の事態も、21世紀における社会環境の変化が色濃く影響している。

今世紀半ばには、地球人口が90億人を突破するという予測の中で、人類という一つの種族だけが突出して増え続けている状況は、人間社会での感染症の大流行を予想させる。歴史を振り返れば、感染症の流行が人口調節の役割を担ってきたことは、歴史人口学の教えるところである。農業効率が向上し、食料が増産されるのと連動して人口が増えていく。しかし、人の生活様式が変化し、社会活動が活発になると、その影響を受けて感染症が流行して、人口増加に抑制がかかる。そのような現象が繰り返されてきた。

ここ数十年間に、衛生環境改善と、ワクチンや抗生物質などの開発によって、感染症と闘うのに有効な医療等が揃い、感染症の流行が起こっても健康被害を大幅に抑えることができるようになった。過去には極めて多かった乳幼児死亡も、保健衛生や医療の恩恵を受けて激減した国々も多い。

しかし一方で、医学が飛躍的に進歩した21世紀の国際社会においても、我々は新たな感染症の危機と向かい合わなくてはならなくなった。それを象徴的に示したのが、エボラ出血熱の流行であった。

†スラムから世界へ

2014年のエボラ出血熱の流行で思い知らされたことは、密林に住む野生動物に潜んでいた病原体が、都市に侵入することの怖さである。特にスラム地区は、人口が密集して衛生環境も悪く、行政サービスが届かず、医療サービスも受けにくい状況にある。このような地域でエボラ出血熱が発生したことが、流行に拍車をかけ、制御不可能な事態に陥る原因の一つとなった。ひとたびウイルスがそのような場所に入ったならば、そこを起点として感染爆発が起こる危険性が極めて高くなる。

一般に感染症対策では、流行発生を初期段階で検出し、早期に発生局所で封じ込めることが必要である。感染者数が少ない間はうまく手が打てても、あちこちで同時多発的に発生するようになると、対応が後手に回ってしまう事態となる。適切な初期対応を逃がすと、感染者数は指数関数的に急増し、医療も行政の対応も追いつかず、さらに流行の拡大をもたらすという悪循環に突入するのである。これは西アフリカ諸国やエボラウイルスに限ったことではない。

現在、世界中のほとんどの大都市にはスラム地区があり、そこに住む人々は10億人以上と言われる。国際連合人間居住計画によれば、2030年には20億人を超えるという。医療も公共サービスも届かない過密地域で、一気に感染者が増えて、さらに周辺地域から地球全体へと拡大していく感染症、それもエボラ出血熱のように致死率の高い感染症の流行に対して、今後、人類はどう対応していくのか。これは、食糧不足、環境汚染、貧困、雇用対策などとともに、地球レベルでの社会問題として、国際的な対策が求められる重い課題である。

2 2014年の流行経緯

†最初の患者――ギニア国境の2歳男児

なぜ、2014年のエボラ出血熱のアウトブレイクは、このような大きな流行になってしまったのか？　ここでは、今後の現代社会での感染症対策を再構築するためにも、その経緯を検証していく。

2014年の西アフリカにおけるエボラ出血熱流行の最初の患者は、前述の通りギニア南東部のゲケドゥという村に住む2歳の男児とみられている。このゲケドゥは、シエラレオネ、リベリアのいずれの国境にも近い。2013年12月6日、この国境の村で、男児は高熱を出し、黒い血便を流す、エボラ出血熱特有の症状で、発症から4日後に亡くなった。

さらに、男児の母親も発症して1週間後に死亡、祖母、姉も相次いで亡くなり、村の医療関係者も犠牲になった。そして、この葬儀に参列した人々の多くにエボラウイルスの二次感染が起こる。この時点ではエボラ出血熱は疑われていなかったが、土地の葬儀の慣習にしたがって、遺体を清めたり、別れに際して遺体に触れたりしたことによる接触感染と考えられる。やがてエボラウイルスはこの村中に拡がり、近隣の村々へも拡大していった。

†「制御できない状況」

年明けから3月にかけて、ギニア保健省は原因不明の出血熱が集団発生していることを把握し、国内外に報告していた。3月20日には、出血熱患者36人が確認され、少なくとも23人が死亡したと発表した。3月22日には、フランス・リヨンのパスツール研究所に送った患者検体からエボラウイルスが検出されたと報告するとともに、感染被疑者80人、死亡者59人と公表した。この通告に基づき、WHOは3月23日に警戒警報を出した。ギニア、シエラレオネ、リベリア各国の当局は、国家非常事態委員会を立ち上げ、エボラ対策計画を実行に移した。一方、西アフリカ諸国経済共同体(ECOWAS)は緊急国際支援が必要と宣言し、欧州委員会(EC)は50万ユーロの資金援助と専門家等を派遣した。近隣諸国は国境での健康チェックや移動制限、国境閉鎖等を開始している。

しかし時すでに遅く、エボラ出血熱は、隣国のリベリア、シエラレオネにも拡がり始めていた。このようにして始まった2014年のエボラ出血熱の流行は、致死率の高い恐ろしい伝染病ではあるものの地域的な流行に留まるという、これまでのエボラ流行とは異なり、それを遥かに凌駕する事態となっていく。

4月になると、3カ国での患者が増え続ける事態を憂慮した国境なき医師団などが活動に乗り出し、現地に医療関係者を派遣し始める。5月にはいったん流行は鈍ったが、しかし、感染の拡大はとまらなかった。WHOは未だ事態の重要性に対する危機感を十分に認識しておらず、本格的な対応を行っていなかった。

6月に入ると、3カ国では急激に流行地域が拡大し、感染患者数も急増した。6月23日、国境なき医師団は「制御できない状況」との声明を発表し、WHOのマーガレット・チャン事務局長も、流行の拡大を抑えるのに苦慮している事実を認めた。この事態になって、国際的な報道も増えはじめ、一般の人々の耳目を集めるようになった。

7月中には流行はますます拡大し、医療体制、日常生活の維持、社会機能が次々と破綻していったため、7月末から8月には、リベリア、シエラレオネ、ギニアの大統領が非常事態宣言を発する。各国は、この3国への「渡航延期勧告」と「退避検討勧告」を出し、外交官の家族や海外協力員、駐在員等を国外に避難させている。

WHOもようやく本格的な対応をとることとなったが、2014年8月6日までのWHOの集計では、疑い例を含めた感染者はギニア、リベリア、シエラレオネ、ナイジェリアの4カ国で1779人、死者は961人にのぼり、もはや過去のエボラウイルスのアウトブレイクを大きく上回る規模に達していた。

†WHOが緊急委員会を開催

エボラ出血熱の感染拡大が予断を許さない状況が続くなか、WHOは2014年8月6日になってようやく、スイスのジュネーブで感染症専門家によるエボラ出血熱の緊急委員会を開き、感染の現状を検討した。

この専門家会議において、エボラウイルス感染が国境を越えて他国にも拡大するおそれがあり、状況は極めて深刻であると認定し、8月8日にWHOは、西アフリカ諸国のエボラ出血熱の流行を「国際的に懸念される公衆衛生上の緊急事態」に当たるとの認識を世界に向けて初めて公式に示したのである。

これを受けて、米国疾病予防管理センター（CDC）が最高度の緊急態勢に入った。一方、国境なき医師団は、WHOは流行規模を過小評価しており、エボラはわれわれの対応能力を超えたスピードで拡大していると述べ、WHOによるリスク評価と対応が手ぬるいと批判した。

†対策は機能不全状態

8月29日には、ギニアとの国境を封鎖する処置をとっていたギニアの隣国セネガルでも、初めてのエボラ出血熱の患者が発生。これにより、ギニア、リベリア、シエラレオネ、ナイジェリアの4カ国に続き、セネガルが5カ国目の感染国となった。

9月に入っても流行はおさまらない。WHOによると、9月3日の時点で、ギニア、シエラレオネ、リベリアの3カ国における感染者は3500人に増え、死者も1900人を超えていた。被害が深刻な3カ国に続いて感染が確認されたナイジェリアでも、新たに3人の感染が報告され、これにより、ナイジェリア国内の感染者は17人、死亡6人となった。

もはや自国のみでは問題の解決は不可能と判断したリベリアのエレン・ジョンソン・サーリーフ大統領は9月9日、アメリカのオバマ大統領に書簡でエボラ出血熱対策への強力な援助を求め、これに応じてアメリカは本格的に支援することを決めた。また、国際通貨基金は、エボラ出血熱の感染が深刻な3カ国に対して総額1億2700万ドルの追加基金を創設することを表明する。同基金がエボラ出血熱対策に必要な総額を3億ドルと試算したことに基づく支援である。

9月10日にシエラレオネ政府は、急増する感染患者に対する医療機関への受け入れと治療が追いつかず、エボラ出血熱対策が事実上機能不全状態であることを認め、感染者の家庭での看護を承認すると発表した。エボラ出血熱対策の鉄則は、患者を隔離して治療することによりウイルスの拡散を阻止することである。したがって、シエラレオネ政府の決定は、その基本的な感染防止対策を公式に放棄したことに他ならない。エボラ出血熱に対する事実上の敗北宣言ともいえる。

そして、国連安全保障理事会は9月18日、緊急の特別会合を開き、西アフリカでのエボラ出血熱の拡がりは世界がかつて経験したことがないほどの規模となっており、もはや公衆衛生を脅かす危機であるだけでなく、社会、経済、人道、政治、安全保障に大きく影響を与える緊急事態であると判断し、「国際の平和と安全に対する脅威と認定する安保理決議２１７７」を採択した。決議案は米国主導で作成され、日本を含む約１３０カ国が共同提案国となった。安保理が保健関係で緊急会合を開催し、決議を採択したのは史上初めてである。

潘基文（パンギムン）事務総長（当時）は「前例のない状況に対処するには、前例のない手段が必要になる」とし、「国連エボラ緊急対処ミッション」の創設を表明している。

国連とＷＨＯの要請に応じて、米国ＣＤＣ、中国ＣＤＣ、ヨーロッパ諸国の衛生研究所に加えて、米国、ドイツ、韓国などの軍隊も、多数の医療支援専門要員を３カ国に派遣し、患者の治療、流行の制圧と医療・生活への支援を行った。しかし、これらの献身的な活動にもかかわらず、エボラウイルス感染者は指数関数的に増加し、抑制がかからなかった。

一方、２０１４年３月から西アフリカの流行地に入って活動していた国境なき医師団は、９月時点で、ギニア、リベリア、シエラレオネ、ナイジェリアの４カ国で、治療施設５カ所を運営していたが、６月からは増え続ける患者の勢いにまったく追いつけていなかった。この間に世界に対して現地の厳しい状況を報告・警告するとともに、終始ＷＨＯの現状認識と危機意識の甘さと、適切な緊急対応が実施されていないと、政策を強く批判し続けていた。８月８日のＷＨＯによる「国際的に懸念される公衆衛生上の緊急事態」宣言に対しても、「世界の指導者たちはエボラ出血熱への対応に失敗しつつある」との見解を示し、西アフリカ各地の緊急仮設病院の増床、訓練された専門実働員の派遣、移動検査施設の広域設置に対する資金提供と、人材・機材・医薬品等の援助を強く求めた。

†「終息」はしたけれど

国際社会が流行地域の支援に続々と乗り出すとともに、エボラ出血熱のこれ以上の拡大を阻止する取り組みが大きく動き始めたが、当初は感染者の急激な増加にまったく追いつかず、国際的な対策が急遽、取られることとなった。そして、2014年10月以降になって、患者数の増加にやっと鈍化傾向が現れてきた。

流行が最も深刻であったリベリアとギニアでは、10月に入ると感染者の増加がやや減速し、米国をはじめとする国際支援の効果が現れてきた。シエラレオネでは逆に、10月以前には感染が確認されていなかった2州で初の患者が確認されたことで、ついに感染が全土へ拡大するなど、依然として予断を許さない状況にあった。

その後、各国での流行は終息に向かい始め、すでに本章冒頭でも述べたが、WHOは2015年5月9日にリベリア、11月7日にシエラレオネ、12月29日にギニアで終息を宣言した。しかし、終息宣言後リベリアでは患者の発生が続き、また2016年1月15日にシエラレオネでもエボラ出血熱による死亡者が確認され、2018年8月からコンゴ民主共和国でも大きな流行が起こった。本当の「終息」は、なかなか難しい状況である。

２０２０年2月10日付のＷＨＯによる集計では、西アフリカのリベリア、ギニア、シエラレオネ3国の感染者数が2万８６１０人、死亡者数は1万１３０８人である。国別ではギニアが感染者数３８１１人、死亡者数２５４３人、リベリアが感染者数1万６７５人、死亡者数４８０９人、シエラレオネが感染者数1万４１２４人、死亡者数３９５６人となっている。その後、コンゴ民主共和国のキブ地域でエボラウイルス病の最初の症例が２０１８年8月に報告され、大流行につながった。約２３００人が死亡した大きな流行であり、ＷＨＯは「国際的な公衆衛生上の緊急事態」を宣言した。その約2年後の２０２０年6月26日に、ＷＨＯのテドロス事務局長は、それを解除したと発表している。

このようにエボラウイルス病のアウトブレイクの規模（感染者・犠牲者数）と流行の長期化が、近年顕著となっているのは否めない。

２０１４年の西アフリカのエボラ出血熱の流行においては、社会機能が崩壊した西アフリカ諸国への緊急国際支援の一環として、一部の国から軍隊が派遣された。これについては、困難で危険を伴う特殊作業の実施には不可欠であり、有効な国際平和活動として評価されている。しかし、その一方で、相手国からの要請もあり、軍事行動を伴わないものの、他国に軍隊を派遣することについての批判もある。今後、日本の自衛隊が感染症対応として、海外へ派遣される可能性も想定されるので、十分に議論しておく必要がある。

†ウイルスが海を越える

２０１４年7月末に、リベリアのキリスト教救援団体治療センターで活動中であった米国人医師ケント・ブラントリーとその同僚１人が同時に感染し、米国アトランタの大学病院へと運ばれた。８月21日、ふたりは回復して退院した。

その後10月に入ると、流行地域で感染者の治療にあたっていた医療関係者らを通じて、エボラウイルスがいよいよアフリカの外へ出始めた。

10月6日、スペイン政府は、聖ヨハネ修道会病院のミゲル・パハレス神父がリベリアでの活動中に感染して帰国したが、その看護にあたっていた、マドリードの看護師に二次感染が確認されたと発表した。これが、アフリカ大陸以外で初めてエボラウイルスの感染が起こったケースとなった。

10月8日には、米国国内でエボラウイルス感染者と確認され、治療を受けていた40代のリベリア人男性が死亡した。彼は、9月20日にリベリアからテキサス州に到着しダラスで発症した。国内初の死亡例はアメリカ社会に衝撃を与えた。

さらに10月23日になると、西アフリカへの渡航歴があり、高熱を出してニューヨーク市内の病院に隔離された男性医師から、エボラウイルスの陽性反応が確認された。男性は19日にリベリアを出国して20日に帰国。その数日後に症状が出たため、28日からテキサス州ダラスの病院に隔離されていた。さらに、医療関係者に二次感染が起こるなど、10月末までにアメリカ国内で4人が感染を受けた。スペインとアメリカでの感染のケースは、いずれも短期に終息しているが、厳戒態勢を敷いていた医療機関の高度封じ込め施設で、知識も経験もあるはずの医療従事者に二次感染したことが世界に衝撃を与えた。

3 エボラウイルス病の正体

†そもそも、エボラウイルスとは?

では、こうして猛威をふるったエボラウイルス病とはどういうものか、見ていくことにしよう。

エボラ出血熱は、エボラウイルスの感染によって起こる。エボラウイルスは、マールブルク病のマールブルクウイルスとともにフィロウイルス科に分類される。フィロウイルス

図2－1　エボラウイルスの構造図

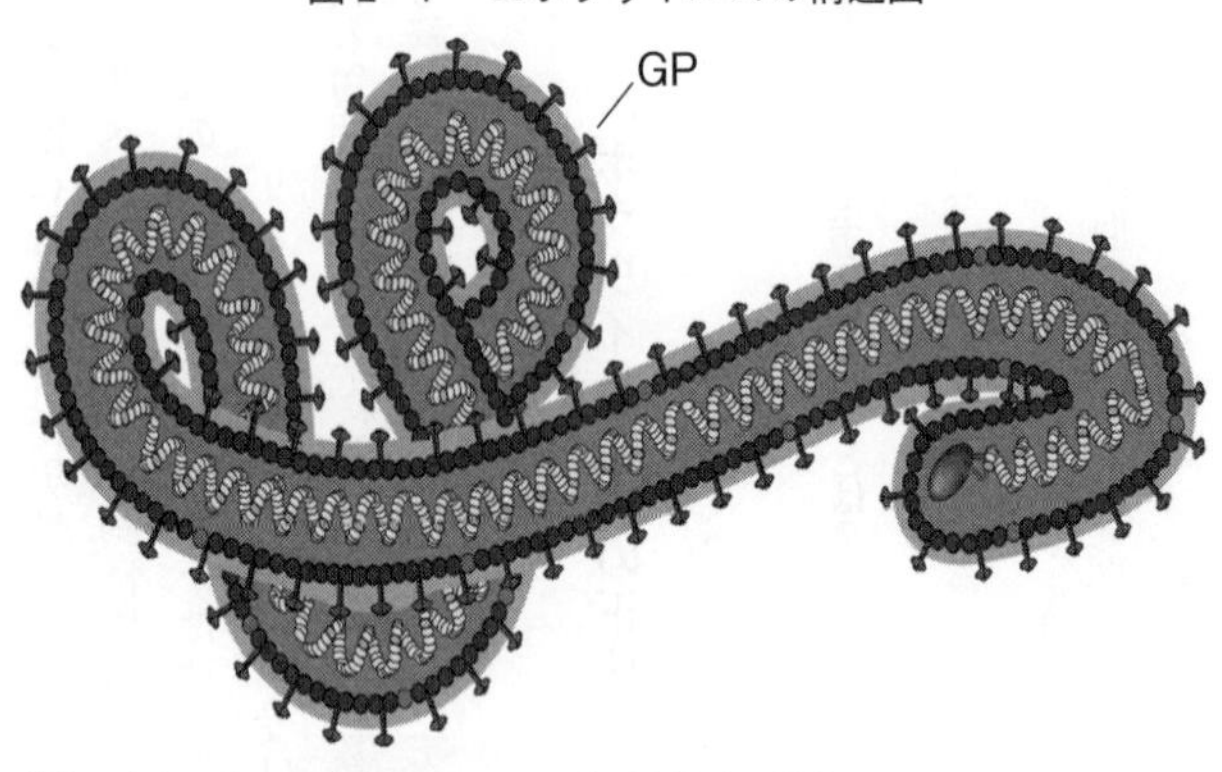

出典：virologydownunder.blogspot.com.au,lan M.Mackay,PhD

のフィロとは、電子顕微鏡で見られるこれらのウイルスが、繊維のフィラメントのような形状をしているところから名づけられた。フィロウイルスによる感染症（エボラウイルス病とマールブルク病など）は、人を含む霊長類に急性の熱性疾患を起こして、致死率が非常に高い。

エボラウイルスの構造は、U字状、ひも状、ぜんまい状、分枝状等の多形性をとる。ウイルス粒子の直径が約80㎚、長径が700～1500㎚とインフルエンザウイルスが100㎚位であるのに対して、巨大なウイルスである。

エボラウイルスはＲＮＡ（リボ核酸）ウイルスで、７つの構造タンパクをもっている。ウイルス粒子の表面は1種類のＧＰという糖タンパクで埋め尽くされ、このＧＰタンパクが宿主細胞の表面にあるウイルス受容体への結合や細胞膜との融合、細胞内侵入までをつかさどり、感染する動物種や増殖する臓器などのエボラウイルスの性質を決めているとされる。このため、GPタンパクは、後述するエボラウイルスワクチンの開発において、主要な標的となっている。

†5つの種類がある

エボラウイルスは遺伝子にRNAをもつRNAウイルスで、これまで、5亜種のエボラウイルスが見つかっている。エボラ・ザイール、エボラ・スーダン、エボラ・ブンディブージョ、エボラ・タイフォレスト、エボラ・レストンの5種である。

これらの亜種によって、人に対する病原性の強さが異なる。ザイール、スーダン、ブンディブジョ、タイフォレストの4亜種は、人を含む霊長類に出血熱を起こし、サハラ砂漠以南の熱帯雨林地帯でのエボラ出血熱流行の原因ウイルスとなってきた。

1976年から2020年までの間に、エボラ出血熱ではゆうに20回を超える流行が起こっているが、それぞれの流行によってウイルスの亜種が異なっている。その流行の間には疫学的なつながりは認められておらず、それぞれが独立して発生、流行し、終息をみたものである。人やサル等に病原性をもつ4亜種のエボラウイルスの致死率は、およそ30〜90%と亜種によって幅があるが、その中で、エボラ・ザイールウイルスは最も強い病原性を示す。

一方、エボラ・レストンについては、人に病気を起こした報告はない。レストン株は、2008年に米国バージニア州の軍関連の研究所で、フィリピンから輸入したサルから偶然に見つかった。レストン株は、空気感染によってもサルに感染することが示されており、サル等には重篤な病気を引き起こす。アジアにも、このようなエボラウイルスが存在することを忘れてはならない。

2014年に西アフリカで流行したエボラウイルスについては、ギニアで分離されたウイルスの遺伝子塩基配列に基づくウイルス系統樹解析の結果、アフリカ中央部のコンゴ民主共和国・コンゴ共和国・ガボンで発生したことのあるエボラ・ザイールウイルスに分類された。これは、2014年西アフリカでの流行ウイルスが、これらのアフリカ中央部のウイルスに由来することを示唆しているが、このウイルスが、アフリカ中央部から西アフリカにいつ、どのようなルートで侵入したのかは不明のままである。西アフリカでの流行における高い致死率は、このザイール株の強い病原性に起因すると考えられる。

†自然界のどこに存在しているのか

エボラウイルスと同じフィロウイルスのマールブルクウイルスは、自然宿主として、果物を主食とするフルーツバット（コウモリ）が有力視されている。エジプトフルーツコウモリが棲みかとする洞窟などを訪れた人が、マールブルク熱を発症した複数例の調査報告もある。自然界には、フィロウイルスをもちながら、病気を起こさずに共存している野生動物が存在しており、人がその動物や排泄物等と接触することで感染を受けて発症し、流行の起点となると考えられる。エボラウイルスでは、ウイルスに感染したサル等の野生動物の死体や生肉に人が直接触れたことで感染を受け、人の社会にエボラウイルスが侵入した可能性が指摘されている。

これまでの調査研究の結果、エボラ出血熱は人間のほかにも、チンパンジーやゴリラなどの霊長類、アンテロープ（ウシ科の哺乳類、レイヨウ）に感染する。ゴリラやサルは、人と同じように同種内で集団感染し、致死的な症状を呈することが多いので、終末宿主と考えられる。

２００1年、コンゴ共和国とガボン共和国の国境地帯付近でエボラ出血熱の流行が起こった。まずガボンで流行し、国境を越えてコンゴ共和国でも、流行が拡大した。コンゴでの感染患者数は57人、そのうち43人が死亡した。ガボンでも感染患者65人、死亡者53人が出ている。このとき、同地区の森に棲むゴリラの群にもエボラウイルスが侵入し、２００5年までの4年間に、コンゴ共和国のロッシ保護区の森に棲む５０００頭以上のゴリラがエボラ出血熱にかかって全滅したとみられている。

これに対して、コウモリの一種（オオコウモリ、フルーツバット）は、エボラウイルスを接種しても症状を出さないことが確認されている。これまで、コウモリから感染性のエボラウイルスが分離された報告はないが、エボラウイルスに対する抗体やウイルス遺伝子が検出されている。

一方、アフリカ中央部で発生した、人でのエボラウイルスの流行の原因となったエボラウイルス種は、同時期にコウモリの血液から主に検出されるエボラウイルスに対する特異抗体と符合する。また、エボラウイルスが最初に発見された中部アフリカでは、コウモリが食用とされていることから、人とコウモリの直接の接触もある。これらの知見から、コウモリが本来の自然宿主ではないかと疑われているが、現時点でコウモリがエボラウイルスの自然宿主であると公式に認められているわけではなく、あくまで可能性に過ぎない。

2014年、エボラ出血熱の感染予防として、外務省は西アフリカ等の現地に滞在する邦人に向けて、「野生動物の肉を食べないこと」などの注意を出している。

†「エボラ出血熱」ではなく「エボラウイルス病」

そもそも、エボラ出血熱とはどのような病気なのか。エボラ出血熱では、インフルエン

図2－2　エボラウイルス感染時の症状の進行

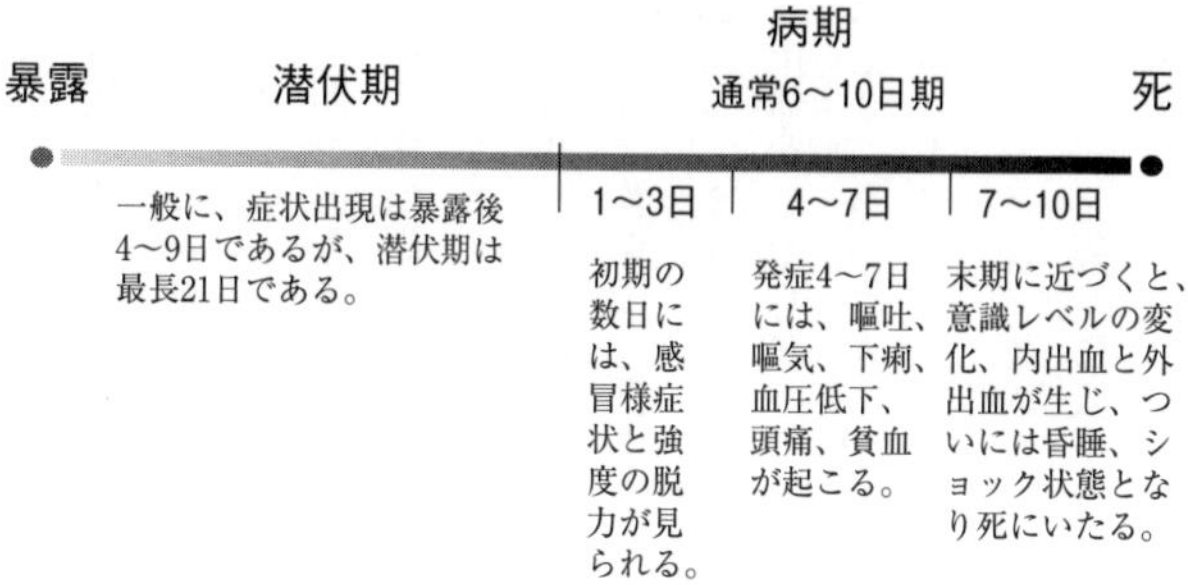

暴露	潜伏期	病期 通常6〜10日期			死
		1〜3日	4〜7日	7〜10日	
	一般に、症状出現は暴露後4〜9日であるが、潜伏期は最長21日である。	初期の数日には、感冒様症状と強度の脱力が見られる。	発症4〜7日には、嘔吐、嘔気、下痢、血圧低下、頭痛、貧血が起こる。	末期に近づくと、意識レベルの変化、内出血と外出血が生じ、ついには昏睡、ショック状態となり死にいたる。	

出典：Dr. Nahid Bhadelia M,D., M.A., Associate Hospital Epidemiologist, Boston Medical Center Director of Infection Control, National Emerging Infectious Disease Laboratories, Boston University

ザ様の初期症状に続いて、嘔吐、下痢等の消化器症状が現れ、さらに重篤化すると、吐血、口腔歯肉からの出血、消化管などからの出血が起こる。しかし、実際に出血の症状が見られるのは全患者の70％で、重篤化した場合に限られる。必ずしも出血症状を伴わないので、誤解を避けるために、WHOでは2014年から「エボラウイルス病」と表記しており、最近では国際的にもエボラウイルス病と呼ばれることも多い。ただ日本では、感染症法で「エボラ出血熱」としているため、本章では主にエボラ出血熱と表記している。

†症状と致死率

エボラウイルスは感染してから発症するまでの潜伏期間は2〜21日、平均すると7〜10日である。WHOが、最後の患者発生から42日間に新たな感染者が出ないことを終息宣言の目安にしているのは、潜伏期間の数値を根拠としており、最も長い潜伏期間である21日間のさらに倍に設定している。

2014年の流行では、ウイルス暴露後、平均して4〜6日目に発症しており、これまでの流行に比べてやや潜伏期間が短い傾向があった。

潜伏期を過ぎて発症すると、突然の高熱、頭痛、筋肉痛や全身の強い倦怠感などインフルエンザ様の症状が現れる。これは他の疾患でもよくみられる症状であるため、初期の時点では、エボラ出血熱を疑うことは難しい。

これら初期症状に続いて、発症後4〜7日目に、嘔吐、下痢、頭痛、貧血や血圧の低下が生じる。さらに進行すると、発症から7〜10日目で重篤に至り、外出血、内出血を伴い、意識混濁、ショック症状によって死に至る場合が多い。患者の体内にエボラウイルスに対する抗体がつくられてくるまでの間、対症療法によって患者の全身状態をいかに良好に保つことができるかが、予後を決める重要な点となる。

2014年に西アフリカで流行したエボラウイルスは、病原性の極めて強いザイール株のエボラウイルスであり、未治療の場合の致死率は90%にのぼるが、適切な全身管理がなされれば50%程度に低下させることができるとされる。下痢や嘔吐による脱水に対する大量の輸液を行い、心臓や腎臓、肺などの適切な全身管理を維持しながら集中治療を続けることは難しい。先進国の専門的な医療機関では可能であっても、西アフリカの現地では、そのような高度医療は望むべくもなかった。

†体内でどのように増殖するのか

エボラウイルスが感染の標的にする宿主細胞は、初期においては、樹状細胞やマクロファージ、単球などの、〝どのような病原体が体内に侵入しているか〟をリンパ球の一種で主要な免疫担当細胞であるT細胞に示して、次に続く免疫機能を活性化させる重要な機能をもつ抗原提示細胞である。これらの免疫担当細胞がエボラウイルスの感染によって傷害を受け、ウイルスを排除する機能が損なわれる。さらに感染した抗原提示細胞は、サイトカインという免疫液性因子を分泌して、感染していない抗原提示細胞を感染局所に集めて、エボラウイルスの感染を促す結果を招いてしまう。

こうして、まず単球で感染を成立させたエボラウイルスは、その強い増殖能力で、夥しい数の子孫ウイルスを感染細胞から放出する。放出されたウイルスは、さらに周囲の細胞に感染を拡大させていく。こうして、感染局所ではエボラウイルスの感染・増殖サイクルが繰り返される。

感染細胞がウイルスの出芽（ウイルスが細胞膜を打ちやぶって感染細胞外に出ていくこと）

によって破壊されると、細胞内のタンパク質分解酵素などの組織障害性の酵素類が漏れ出てくる。これらの酵素は、組織や細胞の接着作用をもつ細胞外基質を破壊するので、皮膚や各臓器が損傷を受け、血管壁も脆弱化していくことになる。

　さらに、エボラウイルスは感染局所から血液中に入って全身を巡り、肝臓、脾臓、リンパ節などの全身の臓器に運ばれて感染を拡大させる。各臓器に飛び火したエボラウイルスは、その臓器内の抗原提示細胞、臓器組織細胞、血管内皮細胞などのさまざまな細胞に感染して増殖する。このように全身の臓器でさまざまな種類の細胞に感染を起こして損傷を起こすことが、エボラウイルスの病態を極めて深刻なものにする。

　たとえば感染を受けた肝臓では、肝細胞が傷害を受けて肝機能の低下を起こし、血液凝固因子の産生も低下する。感染マクロファージやその他の抗原提示細胞から、ＩＬ６などのサイトカインが産生され、その結果、血液凝固異常が生じる。一方、ウイルスの急激な増殖によって、他のサイトカインも大量に産生される。それは、サイトカインストーム（第3章4節参照）という免疫過剰反応を起こし、多臓器不全や血管内皮の透過性の異常亢進（こうしん）に進行し、血漿（けっしょう）成分の漏出ももたらす。

　これらの症状と同時に、患者は嘔吐や下痢のためにひどい脱水症状となり、血圧が急激に低下する。２０１４年のエボラ出血熱の患者ではこの消化器症状が特にひどく、重度の脱水から命を落とすケースも多かった。

2014年の西アフリカでの流行では、致死率は40％であったが、回復しても、耳鳴りや聴力障害、眼の痛みと失明、記憶障害、神経運動障害などの重篤な後遺症を残すことも多い。

さらに、症状が消失し、ウイルスの検出が陰性となって、治癒したと判断された患者において、数週〜数カ月後に、眼球を満たす眼房水や精液などが再びウイルス陽性となる症例が、今回の流行で数例報告されている。治癒したとされてからも長い期間にわたってウイルスが潜伏する遷延性ウイルス感染が、周囲への感染源となる可能性も示しており、感染防止の対策の上で重大な問題である。さらに、いったん回復し数週間経ってから、再発症した患者もいる。

このようなエボラ出血熱では、不明の点も多く残されていることに加えて、過去の経験や常識からは予想できない事態が起こる可能性もあるので、先入観にとらわれることなく、慎重な対応が必要である。

4 危機を防ぐには

†エボラウイルスの感染経路

エボラウイルスでは、患者や患者の体液や血液等への接触が主な感染経路であるが、近距離の飛沫でも起こる可能性がある。基本的には、潜伏期間中には感染源とはならないので、症状が現れた患者やその血液、吐瀉物や汚物等に触れないように気をつければ感染する可能性は低い。インフルエンザのように飛沫感染や室内空間での飛沫核感染も起こすウイルスに比べて、感染拡大はしにくいウイルスと考えられる。

患者の体液、唾液、吐瀉物、汚物、血液、精液などとの接触は避ける。看護にあたった家族などが吐瀉物や汚物の処理をする際に、素手で触れてしまうと、皮膚の表面の目に見えないような微細な傷や目や口、鼻などの粘膜からウイルスが侵入する。

重症化した患者の体液や血液には、1mℓ当たり1億個ものエボラウイルスが含まれる。数十個から数百個のウイルスが体内に侵入しただけでも感染が成立すると推定されている

図2－3　エボラウイルスの感染・拡大経路

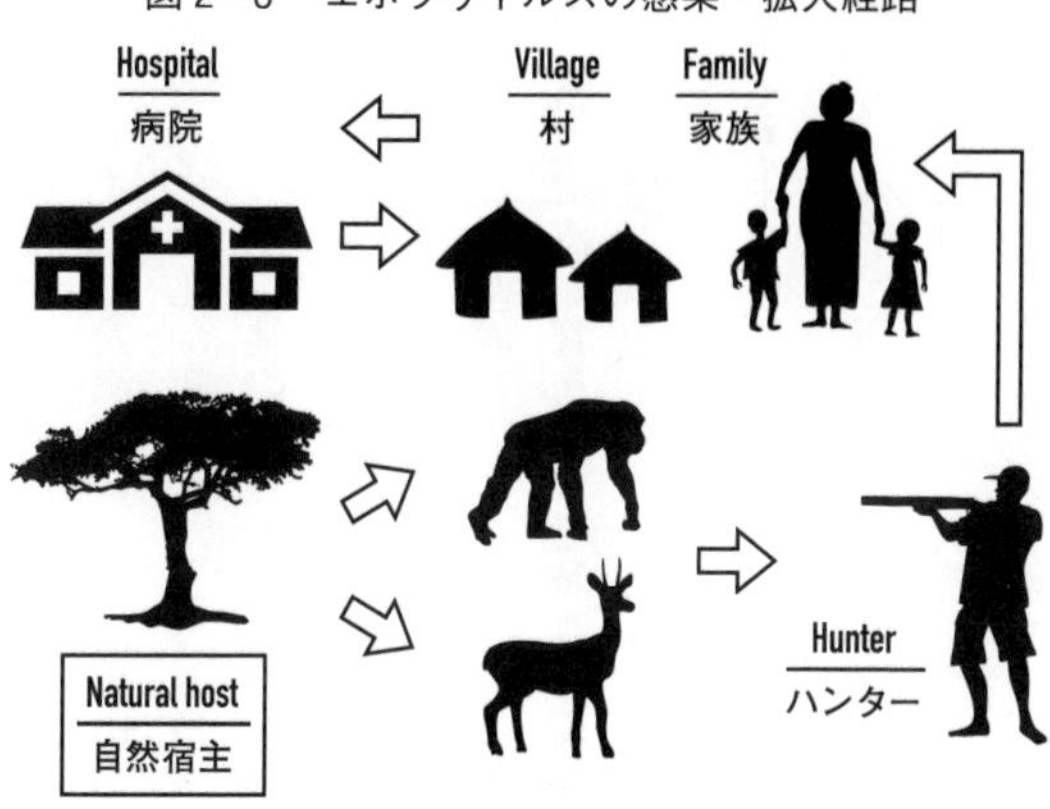

ので、排泄物や吐瀉物、血液にわずかに接触しても感染する可能性がある。また、これらで汚染された防護着に触れても感染するので、防護着やマスクの着脱にも、十分に注意する。流行地においては、これらの徹底が難しく、看病をする家族内での感染が後を絶たなかった。

また、アフリカに伝わる葬儀の伝統が、不幸にして感染を拡げる結果にもなった。アフリカの一部地域では、亡くなった親族との別れの儀式として、遺体を清めたり、触れたりする慣習があり、これにより患者の体内に大量に残るウイルスに感染してしまうリスクは高い。

一方、空気感染による伝播については、そのリスクは低いものの、否定できない症例も報告されている。また、作業中に防護着と高性能マスク、ゴーグル等の装備で十分な防御をしていたにもかかわらず、ウイルスに感染した例も少なからず報告されている。装備の着脱時に、表面に付着していたウイルスが浮遊して感染した可能性もある。

2014年に大流行に至った理由として、ウイルスの遺伝子に変異が生じて、感染経路や感染力に変化が起こったとの見解もあるが、専門家はこれには否定的である。

むしろ、流行地の文化・風土や生活慣習に加えて、道路建設と交通の発達によって、初発の村々のウイルス感染者が、潜伏期の間に、頻繁かつ容易に都市部へ移動するようになったことがあると考えられる。さらに人口が集中した都市の特にスラム地区にウイルスが侵入したことが流行拡大を促した。行政・医療サービスが入りにくく、衛生状態も悪く、人口密度も高い都市のこの特殊な環境下で、エボラウイルスが感染・伝播を拡げ、爆発的な流行を起こしたと考えられる。

†日本も安心ではない

一方、生活・衛生環境が整備され、医療体制が充実している日本でも、決して油断はできない別の側面がある。大都市圏への極端な人口集中と、人の流動が激しい社会・生活環境は、感染症の流行という面では、リスクの高い背景をつくり出している。

感染症の危機管理として、あえて最悪の状況を仮定してみよう。

流行地からの潜伏期の感染者が、検疫所での申告要請を無視、あるいは旅券チェックで確認されて入国し、発症した後、検疫所の注意事項に従わずに自己判断で、直接に一般医療機関を受診してしまう事態を考えてみよう。外来では、エボラ出血熱患者の受診を想定した感染防御対策がとられているとは考え難く、そこでの周囲への二次感染は避けがたい。インフルエンザ様の初期症状では、医療機関でエボラ出血熱と診断される可能性は低い。したがって、感染者は隔離されることなく、市中で重症化するまで療養し、身近な周囲に感染を拡げることも起こり得る。

急速に重篤化し、そのまま一般の病院に急患で運ばれてしまったとする。その病院のトイレでエボラ出血熱特有の下痢をすると、便器の外に飛び散った少量の汚物でも、夥しい数のエボラウイルスが含まれていて、感染源になる。もしも、待合室や病室で嘔吐してしまえば、院内感染の一大原因になる。

最も危惧されるケースは、東京駅や新宿駅、大阪駅など膨大な人数の乗降客が利用する駅に感染者が紛れこんでしまった場合である。ラッシュ時のトイレで、病状が急変してきた患者が嘔吐、下痢等の症状を呈した場合、汚物中の夥しいエボラウイルスが感染源になって感染が拡大する。吐瀉した周囲の空間や壁、床、什器（じゅうき）等もウイルスで汚染され、感染エリアとなる。主要駅などの場合、二次感染者の追跡はまず不可能である。

日本では、西アフリカ諸国のような流行形態は起こらないと考えられるが、グローバル化した現代では不測の事態も想定しておかねばならない。

フランス出身で米国ロックフェラー大学、ハーバード大学等の教授を歴任した世界的な微生物学者で思想家のデュボスは、『健康という幻想』という名著の中で、「伝染病が流行するには、病原微生物をもってきただけではたりない。流行はみな、なんらかの社会的状況で条件づけられている」と指摘している。

繰り返すが、医療体制が充実し、衛生環境が行き届いている先進諸国であっても、ウイルスの危険と無縁ではいられない。むしろ、人口の過密、高速大量輸送を背景とし不特定多数の人々が集まっては離散する都市の特性が、感染症に対するリスクを高めている。都市は人が集まることで病原体が運ばれやすく、そして病原体が侵入すれば拡散しやすく、流行の起点となりやすい。感染症のリスクの高い場所なのである。

エボラ出血熱のように比較的に感染・伝播しにくい感染症であっても、決して都市の社会環境を侮ってはいけない。今回の西アフリカの流行は、それを物語っている。エボラウイルスに限らず、いつ流行が生じても不思議ではない多くの感染症が他にも多数存在している。21世紀はまさに、人類と感染症との闘いの時代であるのかもしれない。

†エボラウイルスに対する日本の危機管理

２０１４年の夏には、日本でも国内への感染防止に向けた体制づくりが進んでいた。エボラ出血熱は、そもそも、感染症法では、最も危険な1類感染症で、診断した医師はただちに最寄りの保健所に届け出なければならない。流行地からの帰国者で、１類感染症の感染が疑われた場合には、国立感染症研究所で検査を行い、その結果、感染が確認されれば、患者は感染症指定医療機関に移送され、医療行為が公費で施される。しかし、問題は、エボラウイルスなどの最も危険な感染症のウイルス診断ができる施設が国内には存在していなかったことである。後に説明するが、これが解決するのは、西アフリカでの流行が終息しつつあった、２０１５年8月のことである。

話を２０１４年に戻すと、10月24日、厚生労働省は、全国の入国管理局と連携し、入国者全員にギニア、リベリア、シオラレオネ、コンゴ民主共和国の4カ国に滞在したかを尋ね、検疫所に申告するよう求めることを決めた。旅券でも過去の旅行先を確認する。該当者には毎日の朝夕の検温等の健康チェックを3週間報告することを課した。

10月27日、羽田空港で感染国のリベリアから帰国した日系人に発熱の症状が確認され、エボラ出血熱の検査のために新宿区の国立国際医療研究センターに搬送された。幸いにも感染していなかったが、国内には衝撃が走った。

この極めて病原性が強く、予防ワクチンや治療薬も存在しないエボラウイルスを取り扱うにあたっては、現場の人々への感染を防ぐとともに、周囲・環境への汚染を厳重に防止する物理的な病原体の封じ込めが必要である。そこで、病原微生物等の危険性に基づく分類上からは、最も厳格な封じ込めレベルであるバイオセーフティレベル（以下、BSL）4に位置づけられている。2014年には、前述のように、エボラウイルス病の国内侵入の可能性に直面したことから、日本国内でもこのBSL4の実験施設を稼働させる必要性が議論となった。

†BSL4の施設稼働をめぐる問題

これまで、日本では、BSL4の病原体に対応するための実験施設が、1981年から国立感染症研究所村山庁舎に設置されていた。実は、私が国立感染症研究所で研究を開始したときの研究室が、このBSL4の研究棟にあった。しかし、その時には、BSL4としての稼働は許可されておらず、HIV等のBSL3の病原体用の実験施設として使われていた。国立感染症研究所と近隣住民との間に、BSL4施設の稼働に対する十分な理解と合意が得られていなかったためだ。双方の理解を深めるための協議等の努力が続けられた結果、ＢＳＬ４施設稼働の必要性は理解されたが、施設周囲の宅地化が進むなどで、両者の溝は埋まらなかった。そして、そのまま設置から30年以上の歳月が流れ、２０１４年のエボラ出血熱の西アフリカでの流行を迎えることになったのだ。

この間日本では、BSL4で取り扱われるべき検体の検査などの必要性が発生した場合には、海外のＢＳＬ４施設に依頼して対応していた。世界レベルではＢＳＬ４施設は、欧米の主要国をはじめ、出血熱等が発生するアフリカ諸国を含めて10カ所以上が稼働している。特にＧ７主要先進国の日本以外の国では、ＢＳＬ４施設がその役割を果たしている。このようなことから、２０１４年のエボラ出血熱の流行をきっかけに、国内でもウイルス検査等が円滑に実施されるために、ＢＳＬ４施設の稼働に関する議論が再燃したのだった。

その後の国と地元武蔵村山市とのやり取りを経て、２０１５年８月３日、国立感染症研究所村山庁舎のＢＳＬ４施設については、武蔵村山市側が「稼働やむなし」との方針へ転換し、稼働させることで国との合意に至った。今後は、エボラウイルス等の感染が疑われる患者が発生した緊急事態に備えて、ＢＳＬ４施設としての十分な安全性を確保するために、施設・設備の点検・維持・改修等と、実験室の適切な管理・運営方法を整備していくことになる。

†ワクチンと抗ウイルス薬の開発

２０１４年のエボラ出血熱の西アフリカ諸国での流行をきっかけとして、これまでサルなどの動物モデルで行われてきたワクチンや抗ウイルス薬の研究が加速して行われるようになった。

アデノウイルスおよび水疱性口内炎ウイルスにフィロウイルスのＧＰタンパクの遺伝子を組み込んだワクチンは、サルでの感染実験では高い感染予防効果が示され、有望とされている。これらのワクチンは、西アフリカでの臨床試験で安全性が確認されている。さらにある遺伝子（ＶＰ30）を欠損させた弱毒化エボラウイルスによって獲得した免疫が、サルの感染実験ではエボラウイルスの感染防御ができることも報告されている。これらのワクチンの実用化が待たれる。

ＧＰタンパクに対する抗体が、エボラウイルスの感染防御に重要な働きをしていると考えられるが、エボラ出血熱から回復した患者の血清からの精製抗体およびＧＰ特異的モノクローナル抗体（単一の細胞から作られた抗体）による免疫が、予防や治療に有効であることが報告されている。３種のモノクローナル抗体の混合物であるZMappは、サルの感染実験で発症後でも１００％の防御効果をもつと報告されている。すでに人での治療にも使用されているという。その他、抗インフルエンザ薬として開発されたファビピラビル（アビガン）は、同じRNAウイルスのエボラウイルスでもマウスの感染実験で効果が示された。ギニアでの臨床試験では、感染初期の投与で致死率が低下することが示されている。

エボラウイルス病の2014～16年の、この西アフリカの史上最大の流行は、それまでエボラ感染の前例のなかった数カ国にも拡大し、1万1000人以上の生命を奪って終了した。これに次いで2018年8月からのコンゴでのエボラウイルス流行では、2016年に西アフリカで初めて使われた新しいエボラワクチンが30万人以上に使用され、対策の柱となった。エボラウイルスに対するワクチン開発が、今後の流行抑止に強力なカードとなることは間違いない。

第３章

H5N1型鳥インフルエンザ
——史上最悪のパンデミックが起こる?!

1　パンデミックのリスクをもつウイルス

†世界的危機を孕む感染症

Ｈ５Ｎ１型高病原性（強毒型）鳥インフルエンザが人に感染死を起こした（本書では、鳥インフルエンザウイルスに対して、水禽と家禽を含む全ての鳥類において、局所感染〔呼吸器・消化器感染〕に留まるものを弱毒型、全身感染を起こすものを強毒型と表記する。そして、鳥インフルエンザの人への感染においても、呼吸器感染は弱毒型、全身感染は強毒型と明記する。症状の有無や致死率の高低での分類ではなく、あくまで感染した宿主における感染部位によって表記を分けている）。１９９７年香港で、Ｈ５Ｎ１型高病原性鳥インフルエンザウイルスが人に直接感染し、18人の感染者のうち６人が死亡した。このとき、香港政府は年末の３日間で、人への感染源とされた家禽１４０万羽を殺処分するなどして、人への感染を絶った。

なぜ、香港で、ここまでの対策が急遽とられねばならなかったのか。それは、鳥インフルエンザ問題の本質が、人間社会での新型インフルエンザの発生とそのパンデミック（地

図3-1　H5N1型鳥インフルエンザ発生国及び人での確定症例
（2003年11月以降）

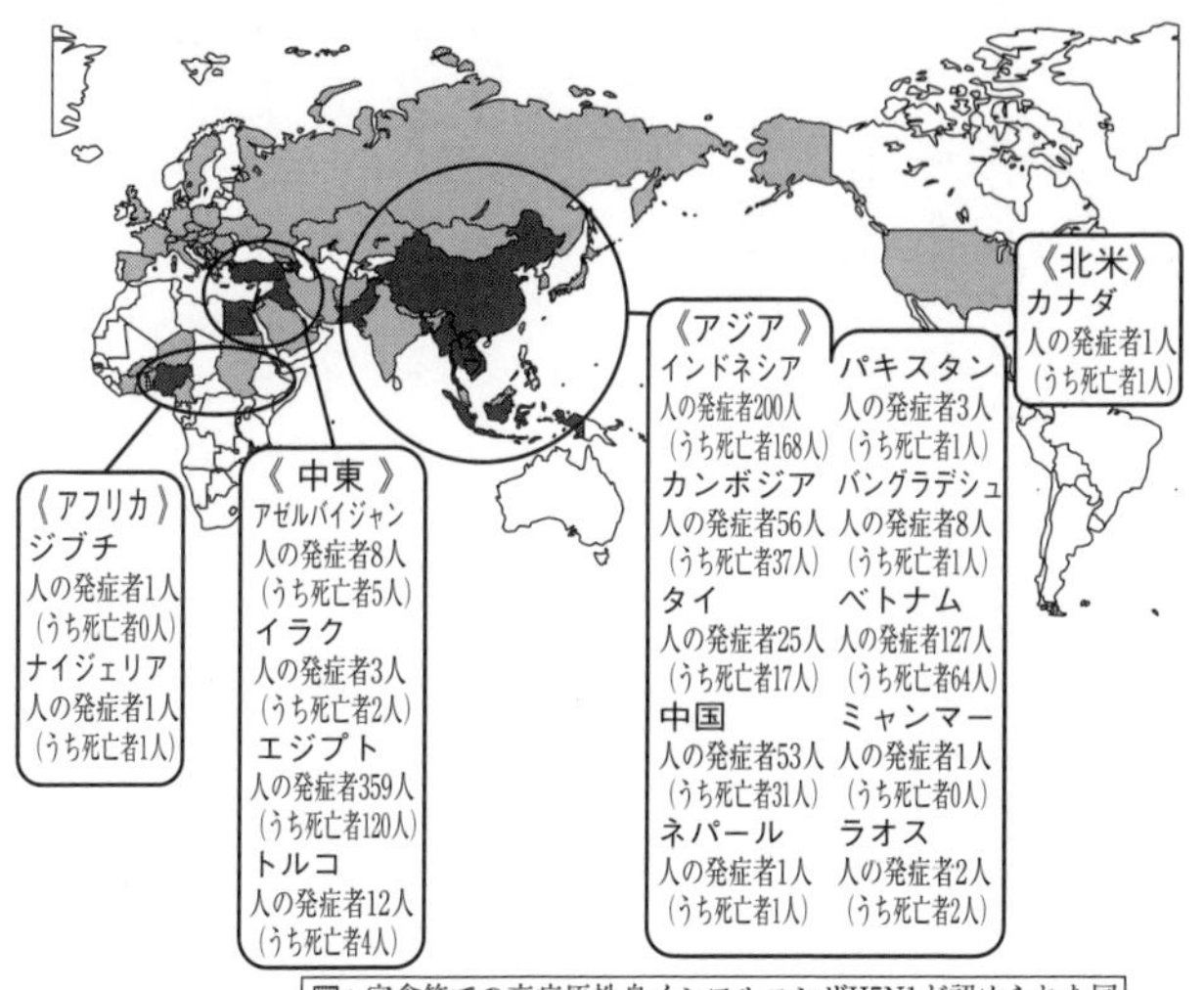

出典：厚生労働省健康局結核感染症課ホームページ（2019年6月24日現在）

球規模の大流行）にあるからに他ならない。

その後、この香港での鳥インフルエンザ流行の火種となったウイルスは、中国南部の野鳥と家禽に存在し続けていた。第5章で取り上げるSARSの流行と入れ替わるように、2003年の10月以降、東南アジアを中心に鳥の世界で本格的な流行を起こし始めた。そして、日本を含む広い地域にも波及し、20年近くが経った現在も、世界各地の鳥の間で流行が続いている。

鳥（主に家禽）での流行地域の拡大に伴って、人への感染・

死亡事例の報告が後を絶たない。２００３年以降の発生地域は、16カ国に及び、２０１９年11月現在でＷＨＯに報告された感染者数は８６１人（内４５５人死亡）となっている。以前は、東南アジア、中国、中東地域が中心だったが、２０１５年はエジプトでこれまでの感染者発生数の最高値を記録した。さらに、他の鳥インフルエンザウイルスとの遺伝子交雑を繰り返しつつ、アフリカ中部や北米にも流行地域を拡げており、養鶏業には壊滅的な被害を与えている。

この病原性が極めて強いＨ５Ｎ１型やそれから派生した他のＨ５型ウイルス（Ｈ５Ｎ２、Ｈ５Ｎ３、Ｈ５Ｎ６、Ｈ５Ｎ８など）は、遺伝子変異によって人型の新型インフルエンザウイルスに変化することが危惧されている。

†パンデミックに備えよ

これらのＨ５型強毒型ウイルスの人への感染は、季節性インフルエンザとは大きく異なっており、致死率の極めて高い重篤な症状を引き起こす。いったん強毒型の新型インフルエンザが発生すれば、地球全体で、膨大な健康被害と、社会機能・経済活動の破綻という最悪の事態が想定される。そのため、未曾有の健康危機、社会危機、国家危機に備えた、優先度の高い世界レベルの危機管理問題として認識されている。

そこで、動物の健康・保健に責任をもつFAO（国際連合食糧農業機関）、OIE（国際獣疫事務局）等の国際機関と多くの国の農業行政当局では、鳥における流行の制圧と新型インフルエンザ発生を阻止するための行動が続けられている。日本でも、H5N1型鳥インフルエンザが発生するたびに、農水省・環境省と自治体によって、大量の家禽を処分するなどの緊急対応が取られてきた。

一方、WHOや国連、世界銀行、世界各国の保健当局では、強毒型新型インフルエンザのパンデミックの発生に備えた事前準備と緊急対応計画、終息後の復興計画を立て、その実施を進めている。2009年に発生した、豚インフルエンザ由来の新型インフルエンザでは、幸いにも、ウイルスが弱毒型であったことと、多くの人が交叉性の防御免疫をもっていたために、健康被害と社会的影響は軽微であったが、その反動で、パンデミック政策への批判が起こり、不確定要素の多い事前準備・緊急対応への取り組みは停滞傾向にある。この憂慮される傾向に対して、WHOを中心に、パンデミック対策の再構築が進められている。

最近の我が国では、H5N1型やその他の鳥インフルエンザについての報道は少なく、最悪の事態が想定されるH5N1型ウイルスのパンデミックに対する危機意識は薄れている。しかし、このH5N1型鳥インフルエンザウイルスによる新型インフルエンザの発生リスクは決して減っているわけではない。

2011年の東日本大震災・福島原発事故の惨事については、希望的・楽観的な事前の被害想定と、それに基づいた不十分な事前準備が批判されたが、行政の責任については「想定外」とされて不問に付され、教訓に生かされていない。H5N1型新型インフルエンザにおいても、この轍を踏んではならない。

本章では、強毒型の鳥インフルエンザに由来するパンデミックについて、従来の弱毒型のインフルエンザとの違いを分子レベルで説明し、今、忘れさられようとしている重大なリスクと、それへの準備・緊急対応の方向性を明示する。最悪のシナリオで起こるパンデミックに対する正しい理解を促し、警戒を強く喚起しておきたい。

†鳥インフルエンザとは？

そもそも鳥インフルエンザとは、鳥型のA型インフルエンザウイルスが感染して起こる鳥の疾病（病気）である。鳥を宿主とする鳥型ウイルスなので、人の細胞には感染しにくく、人の体内では増殖しにくい。稀に人での偶発的な感染は起こるが、人への感染効率は低く、通常、人から人への伝播効率も悪い。そのため、鳥インフルエンザウイルスが鳥型のウイルスである限りは、人の感染者は散発的もしくは限定的な発生に留まる。

〝である限り〟と書いたが、インフルエンザウイルスは高頻度で遺伝子変異を起こしやすく、その性質を変化させやすい特徴をもつ。遺伝子の突然変異は、感染細胞内でウイルス遺伝子が複製する過程で、ある一定の割合で起こる。したがって、感染が拡がり、ウイルスの増殖回数と増殖量が増えると、それに連動して変異ウイルスの数が増えることになる。その変異の中には、人から人へ連続的に感染伝播する性質を獲得して、人型のウイルスに変化する場合もありうる。また、鳥インフルエンザウイルスは、他の鳥インフルエンザウイルスや豚や人のインフルエンザウイルスと同じ細胞に重感染すると、遺伝子の交雑を起こして、人型のウイルスに変化することも起こる。

鳥の間で鳥インフルエンザの流行が拡大、継続すると、頻度は低いものの、家禽から人への偶発的な感染が繰り返される。その結果、突然変異ウイルスや遺伝子交雑ウイルスの数も増えるので、いつかは人型ウイルスが出現することになる。

このように変化したウイルスは、もはや鳥インフルエンザウイルス（鳥型ウイルス）ではなく、新しい人型のインフルエンザウイルスであり、人という新しい宿主の間で効率良く感染伝播できる。これらのウイルスは「新型インフルエンザウイルス」と呼ばれ、このウイルスが起こす病気を「新型インフルエンザ」という。

†問題の本質は「新型インフルエンザ」の発生

この新型インフルエンザは、毎年冬季に私たちが経験するインフルエンザ（季節性インフルエンザ）とは、その特性と流行形態が大きく異なる。

新型インフルエンザウイルスは、もともとは鳥のウイルスであったものだ。鳥のウイルスに人が感染することは稀であるために、地球上の大多数の人はこのウイルスに感染した経験がない。そのため、ほとんどの人がこの新型インフルエンザウイルスに対する防御免疫をもっていない。したがって、新型ウイルスに暴露されると感染が成立しやすく、また感染すると重症化しやすいことになる。

防御免疫をもたない集団に新型ウイルスが入り込めば、流行が大きくなりやすく、拡大の速度が速い。新型インフルエンザがいったん発生すると、社会で大流行を起こす。さらに現代社会は高速大量輸送時代であり、新型インフルエンザは、航空機や高速鉄道を介して、瞬く間に広域な地域に拡散していく。そして、人口密度の高い都市を中心に、感染伝播が切れることなく、人から人に感染が繰り返される。その結果として、世界同時的な大流行となる可能性が極めて高い。

多くの人が同時に感染・発症し、入院を要する重症患者が急増するので、医療サービス

図3-2　感染拡大のシミュレーション

1日目	1人の日本人が海外出張で新型インフルエンザに感染
3日目	感染に気付かないまま帰国、東京近郊の自宅に帰宅
4日目	東京・丸の内の勤務先に電車で出社し、発症
8日目	首都圏の感染者、約8600人 京阪神、名古屋、福岡、仙台などに拡大
9日目	首都圏の感染者、約3万3000人 札幌、沖縄にも拡大
14日目	全国の感染者　約35万8000人

出典：国立感染症研究所試算

は破綻し、悪循環に陥る。その結果、死亡者も増えて、膨大な健康被害が生じる。

一方、全ての職種で病欠者が激増するので、社会機能・経済活動の維持・継続も困難となり、重大な二次被害が発生する。現代は、社会機能の細分化と相互依存が進んでいるために、その影響は拡がりやすい。ドミノ倒しのようにさまざまな社会機能、特に、医療、流通、交通、エネルギー供給、食糧供給などのライフラインが麻痺し、市民生活が滞り、さらに破綻に至る。現代社会では自給自足体制がなくなっていることも、影響を大きくする。そして、現代の新型インフルエンザは、地球全体でほぼ同時に大流行する。

鳥インフルエンザ問題の本質は、この人の世界における新型インフルエンザの発生、大流行による膨大な健康被害と社会機能の崩壊の脅威にある。

これを未然に防ぐために、1997年の香港政府による緊急対応を踏襲し、現在でも強毒型の鳥インフルエンザが発生すると、広範囲に、健康な家禽をも含む大規模な殺処分が断行されるのである。

2　強毒型ウイルスの脅威

†高病原性、強毒型の意味

インフルエンザウイルスは、ウイルスの表面にスパイク状に並ぶ突起のようなタンパクの一つであるHAタンパクの抗原性の違いに基づいて、H1～H19亜型に分類される。この中で、H1～H16亜型のウイルスが、鳥を自然宿主として地球上に広く分布している。H17～H19亜型は最近中米のコウモリで発見されたが、詳細は不明である。

鳥インフルエンザウイルスは、主にカモや白鳥などの水禽類が感染すると、その腸管の中に維持されており、これらがさらに鶏、七面鳥等の家禽に拡大する場合がある。

そもそも本来の鳥インフルエンザウイルスは、すべて低病原性（弱毒型）である。ウイルスの感染は腸管と気道に限られる局所感染であり、感染した鳥では不顕性感染に留まる。症状を出さない弱毒型の鳥インフルエンザは、感染や流行そのものが検出されにくく、したがって報告も稀である。

しかし、H1～H16の弱毒型鳥インフルエンザウイルスのうち、H5亜型とH7亜型のウイルスでは、養鶏場などの鶏の中で感染伝播を繰り返すうちに、数カ月後に、HA遺伝子の突然変異によって、弱毒型から強毒型（高病原性）ウイルスに変化する可能性がある。

強毒型に変化した鳥インフルエンザウイルスは、鳥に全身感染を起こすようになる。ウイルスは、感染した鳥の糞便や体液、血液中にも大量に存在する。特に、鶏などの家禽類に対しては、数日以内にほぼ100％の個体を殺すような強い病原性を示す。その結果、養鶏業にとっては壊滅的な流行を起こすことになる。1997年に香港で18人に感染し、6人を死亡させたH5N1型鳥インフルエンザは、この強毒型であった。

図3-3　インフルエンザウイルス

このように、H5亜型とH7亜型の鳥インフルエンザウイルスは、たとえ低病原性（弱毒型）であっても、潜在的に強毒型

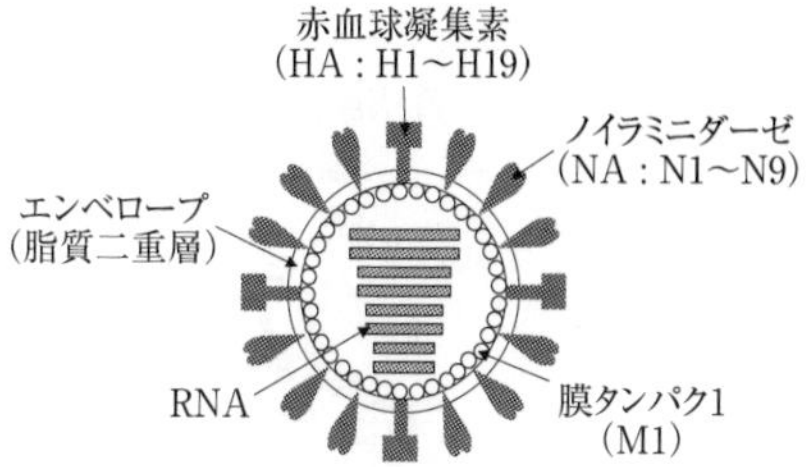

図3－4　低病原性と高病原性

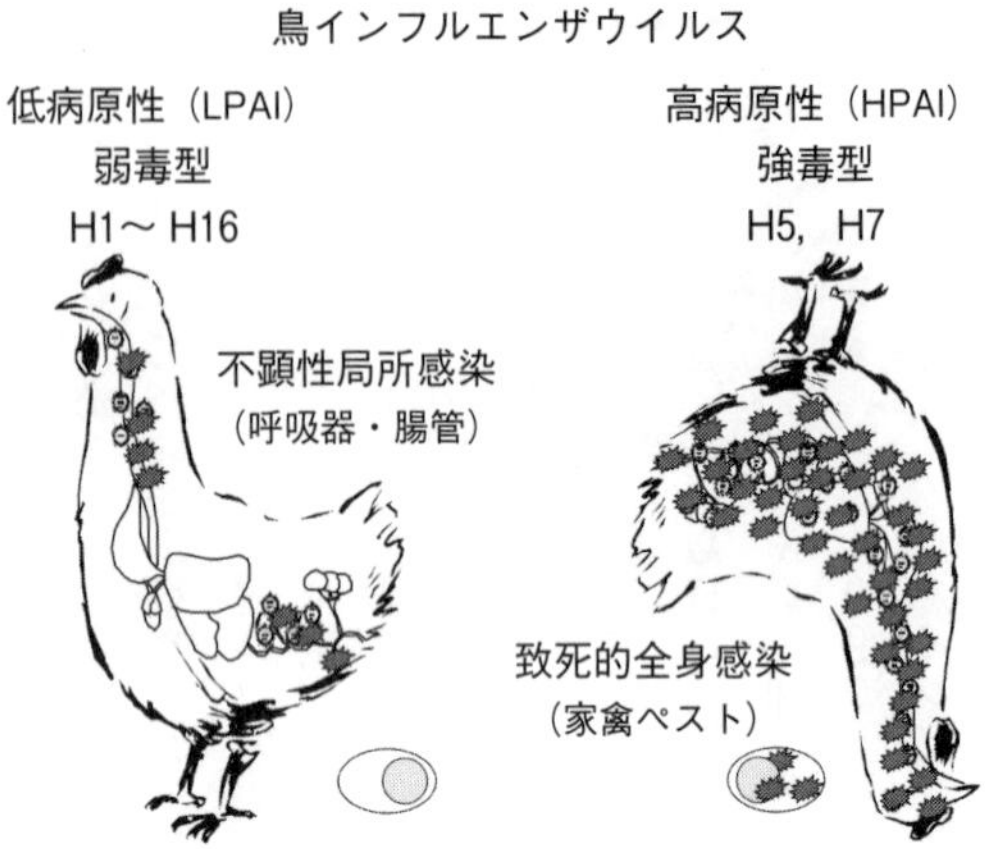

鳥インフルエンザウイルス

低病原性（LPAI）
弱毒型
H1～H16

高病原性（HPAI）
強毒型
H5，H7

不顕性局所感染
（呼吸器・腸管）

致死的全身感染
（家禽ペスト）

に変化する可能性をもつので、日本では、法律上、行政上、全てが高病原性として同じ対応がとられている。

　法律では、弱毒型のＨ５型、Ｈ７型ウイルスは「高病原性弱毒型」と記述がなされており、一見矛盾した呼称は、現場での混乱を招いている。要は、Ｈ５型、Ｈ７型では、弱毒型ウイルスであっても、強毒型のウイルスと同様の家禽の殺処分などの対応が即座に取られるということである。同様の措置は国際的にも厳しく行われている。鳥インフルエンザが発生した際には、直ちにＦＡＯ、ＯＩＥ等の国際機関に報告する義務があり、感染が疑われる鳥類に対しては、厳しい移動制限、輸出入の管理が課せられているのだ。

　強毒型鳥インフルエンザウイルスの鶏や七

面鳥等の家禽類に対する病原性と伝播力は非常に強い。鳥において感染が成立すると、ウイルスは腸管から血流中に入って全身をめぐる。これは、ウイルス血症と呼ばれ、その結果、全身の臓器・組織にウイルス感染を起こす。感染した家禽は1日から2日でほぼ100%が斃死する。したがって、強毒型鳥インフルエンザは、以前は家禽ペストと呼ばれていた。

しかし不思議なことに、家禽類には猛毒のウイルスも、多くの水禽類（カモ、アヒル、ガン、白鳥など）では、同じように全身感染を起こすにもかかわらず、その多くが不顕性感染（感染しても症状が出てないこと）または軽症に終始する。その理由はわかっていない。時々報告される白鳥などの野生水禽類の斃死は、その背景に多数の不顕性感染の鳥が存在しているのである。

強毒型ウイルスはどうやって生まれたのか

そもそもウイルスは、自分自身だけでは子孫ウイルスをつくることはできず、生きた細胞に侵入して、その機能を乗っ取って子孫ウイルスをつくらせる。これがウイルスの感染である。したがって、ウイルスが自己の子孫を残し、繁栄していくためには、宿主である動物を殺してしまっては、増殖する場を失うこととなり、ウイルス自身の存在も難しくなる。宿主との共存は、究極の理想的関係である。長い年月の中で、鳥インフルエンザウイルスでは、宿主を殺さない低病原性（弱毒型）ウイルスが生き残り、突然変異で生じた高病原性（強毒型）ウイルスは、宿主動物が死んでしまうので、自然界では淘汰・消滅してきたと考えられる。

しかし、自然界では存続が難しい強毒型ウイルスも、養鶏場などの家禽が高密度で飼育される閉鎖環境では、継続的な感染伝播が可能になる。

1羽が感染して死んでしまっても、すぐに隣の鶏に感染するので、強毒型ウイルスも、次々と伝播を繰り返して長期的に存続できるようになる。

H5N1型鳥インフルエンザウイルスでは、1990年代に中国において、本来の弱毒型ウイルスがこうして強毒型の高病原性ウイルスに変化して発生したと考えられている。養鶏場などで維持されるとともに、野鳥の中でも伝播を繰り返すようになって、世界の広い地域の鳥の間に拡散したとされている。

1997年、香港の流行

1997年に香港で流行したA香港（H5N1）型インフルエンザは、同年4月以来、香港の鶏の間で流行していたH5N1型鳥インフルエンザウイルスが、直接に人に感染したものだった。

同年5月の5歳男児が最初の患者で、アスピリンを投与されてライ症候群を発症して死亡している。その後、夏になって気温が上昇し、家禽でのH5N1型鳥インフルエンザの流行が下火となると、人の感染事例もなくなったが、気温の低下した11月になると流行が再燃、鶏に致死的な大流行が起こった。そして同時に感染者の発生報告が続き、最終的に18人が感染し、そのうち6人が死亡するという、3割もの高致死率を示した流行となった。

このとき、患者が入院した病院の看護師と臨床検査技師に感染が認められたが、人から人への感染伝播は証明されなかった。しかし、鳥から人への感染が繰り返されれば、最悪の場合、強毒型鳥インフルエンザウイルスに由来する新型インフルエンザのパンデミックの可能性もあった。

このため、英国から返還直後の香港行政府は、すべての家禽を殺処分し、中国本土からの家禽の輸入を2カ月間停止する措置を取った。この英断を下したのが、当時の香港の衛生保健局長のマーガレット・チャン博士で、現在のWHO事務局長である。

†「人類にとって初めて」の衝撃

この香港におけるH5N1型鳥インフルエンザの人への感染は、従来の新型インフルエンザの被害想定や危機管理の概念を根底から覆すものであった。

過去150年間に記録されている新型インフルエンザは、鳥の弱毒型ウイルス1型、2型、3型に由来するもので、人での病気は、あくまでも呼吸器疾患であった。これまで知られている、新型インフルエンザも、それに続く季節性インフルエンザも、すべて弱毒型のウイルスによるものであった。新型インフルエンザは発生してから、1、2年大流行し、その後季節性インフルエンザとなって毎年流行する。次の新型インフルエンザが発生して大流行が始まると、これまでの季節性インフルエンザウイルスは地球上から消滅する。これを繰り返してきた。

これに対して、この強毒型H5N1型鳥インフルエンザは、前述のように、鶏や七面鳥などの家禽類に致死的な全身感染を起こすだけでなく、人への感染においても全身感染を起こし、多臓器不全と高い致死率をもたらした。これは、呼吸器の局所感染に終始する通常のインフルエンザの常識を遥かに超えており、想定外の健康被害をもたらすまったく新しい疾患であった。

香港での患者は、医療レベルの高い医療施設で、高度集中治療を受けたにもかかわらず、致死率は33％であった。通常の季節性インフルエンザにおける致死率は0・1％未満であり、過去最悪の新型インフルエンザとされる1918年のスペインかぜ（弱毒型）であっても、致死率は2%と推定されている。

1997年香港での、強毒型の鳥インフルエンザウイルスが人に直接的に感染し、重篤な疾患を起こして死亡者が出た事例は、知られる限り人類にとって初めての事例であった。香港では一旦このウイルスの流行は収まったが、中国南部の鳥に広く分布していたため、2003年から再び本格的な流行が鳥の間で始まり、人での感染者も多数報告されるようになっていく。

3 前例のない感染経路

†過去の強毒型ウイルスとは異なる強い病原性

強毒型鳥インフルエンザウイルスは、現在問題となっているH5N1型だけでなく、これまで様々なH5亜型とH7亜型の鳥インフルエンザウイルスなどが発生している。しかし、H5とH7以外のH亜型の鳥インフルエンザウイルスでは強毒型は見つかっていない。

一方、ノイラミニダーゼ(N)の亜型は、強毒型と弱毒型の区別には影響しないので、

N1以外のN亜型をもつH5ウイルスの遺伝子交雑ウイルスも、H5N1ウイルスと同じように全身感染を起こす強毒型である。

日本での新型インフルエンザの議論においては、H5N1ウイルスのみを強毒型として注視し、N1以外のN亜型をもつH5ウイルスを無視するような誤解を正す必要がある。たとえば2015年末においては、H5N2、H5N6、H5N8などの強毒型鳥インフルエンザが、中国、韓国、台湾、北米の鳥で流行している。

H7亜型の強毒型ウイルスも、前述のように、鶏や七面鳥などの家禽には激烈な病原性を示すが、カモやアヒル、ガンなどの水禽類や野鳥には、ほとんどの場合が不顕性感染である。しかし、H5亜型とは異なり、人や哺乳類に感染することは稀で、人の感染例でも結膜炎や季節性インフルエンザのような軽い症状に留まるものである。重症例や死亡例はほとんど報告されていない（2004年にオランダでH7N7型高病原性鳥インフルエンザが家禽や豚で流行した際に、1名の獣医師が肺炎で死亡し、2名の家族に感染させた事例がある）。

これに対して、2003年後半以降、世界の広い地域の鳥の間で流行している強毒型H5N1型鳥インフルエンザウイルスは、家禽のみならず、多くの水禽や野鳥に対しても致死的な全身感染を引き起こす。しかし、カモ、白鳥などの水禽類は全てが発症するわけではない。このため、感染はしているが無症状に留まる渡り鳥などが、季節ごとの渡りによってこの強毒型ウイルスを海を越えて遠方まで運び、そこの鳥にウイルスを伝播して、流行を起こしている。

さらに、世界中の家禽の交易、密輸は、数量と地理的拡がりともに、かなり大規模になっている。したがって、H5型とH7型鳥インフルエンザの急速な拡大については、国際的な管理の目をすり抜けて、遠隔地にも運ばれるという、人為的な要素も強く推定されている。

2003年後半以降、このH5N1型強毒型鳥インフルエンザは、東南アジアからシベリア、中東、ヨーロッパ、アフリカ北部までの広い地域で流行を起こしている。日本でも、しばしば冬季にH5N1型鳥インフルエンザの発生が起こっている。

さらに悪いことに、この強毒型のH5N1型鳥インフルエンザウイルスは、多くの哺乳類にも致死的な全身感染を起こすことが明らかとなっている。

これまで鳥の間で流行してきた様々なH5N1型鳥インフルエンザウイルスについて、マウス感染実験の結果が報告されている。それによると、2000年以前のH5N1型ウイルスでは、呼吸器でのウイルスの増殖はほとんど認められず、マウスでの発症はなかった。しかし、その後に分離されたウイルスは、徐々に哺乳類での病原性を増していく。そして、呼吸器以外にも、脳、腎臓、肝臓などのさまざまな臓器で、効率良くウイルスが増殖できるように性質を変えてきている。

2003年以降のH5N1型ウイルスでは、トラ、ネコ、ネズミ、イヌなどの哺乳類に全身感染を起こし、死亡させる強い病原性を獲得しており、これには人も含まれる。

†人への感染経路

強毒型H5N1型鳥インフルエンザウイルスに感染した鳥は、糞便と呼吸器分泌物に大量のウイルスを排泄する。さらに、全身感染によって血液、内臓、肉、羽毛、さらに卵にもウイルスが大量に存在する。同ウイルスの人への感染は、感染した病鳥や死鳥、および糞便や体液等で汚染された物との接触がリスク要因である。

また、主にウイルスを含む飛沫や飛沫核による呼吸器への感染や眼の結膜への直接的な感染も起こるとされている。また、不完全な熱処理しかされていない感染鳥の肉などを口にすることで起こる経口感染もある。

感染した鳥の糞便には、1g当たり1000万もの感染性ウイルスが含まれる。糞便中では安定で、4℃では36日間、37℃でも6日間にわたって感染性を維持する。このため、感染鳥の糞便は強力な感染源となる。日本の養鶏場で鳥インフルエンザが発生したときに、靴や自動車のタイヤなどの消毒が徹底されるのは、このためである。糞便中のウイルスは、乾燥して塵埃となり、飛散したり、水中に溶けて湖沼に流れこみ、汚染を拡げる。これらも、人への感染源となる。

H5N1型鳥インフルエンザの人への感染源としては、飼育数と接触頻度から鶏が最も多いが、アヒルなどの家禽も同様に感染源となる。また、ウイルスは小鳥や多くの野鳥にも感染するので、これらの病鳥も人への感染源になり得る。さらに、これらの病鳥、死鳥を食べたネコ、ネズミなどの野生動物、飼育動物も感染を受ける。人と接触する機会の多い動物は、人への感染源となる可能性が懸念されている。

また、中国やインドネシアでは、豚でのH5N1型鳥インフルエンザの感染報告があり、豚は人への感染源となる可能性をもつだけでなく、鳥型と人型のインフルエンザウイルスが同時に豚に感染すると、体内で両ウイルス遺伝子の交雑が起こり、新型インフルエンザウイルス出現につながることも心配される。

†哺乳類に経口感染を起こす

H5N1型強毒型鳥インフルエンザの病鳥では、いま述べたように糞便と呼吸器分泌物、血液、内臓、肉にはウイルスが大量に存在する。また、感染した鶏などが産んだ卵の中身や殻の表面もウイルスで汚染されており、感染した鶏やアヒルなどの血液や肉、卵などを、不十分な加熱処理で食べた人での感染事例も報告されている。このウイルスでは、人も経口感染の可能性を無視してはいけない。

2004年にタイのバンコクのトラ動物園で、数頭のトラに、H5N1型鳥インフルエンザで感染死を起こした鶏の生肉を餌として与えたところ、それを食べたトラが経口感染し、全身感染を起こした。その結果として、飼育されていたトラ300頭のうち、80頭が全身感染で死亡した。このとき、トラからトラへの飛沫または接触による感染伝播が確認されている。

一方、ネコの感染実験では、家猫に対してH5N1型鳥インフルエンザウイルスは致死的な全身感染を起こした。ネコやトラなどのネコ科の動物は、このウイルスに高い感受性を示す。このように、H5N1型鳥インフルエンザウイルスは、50種以上の多くの哺乳類に感染し、致死的な全身感染を起こすことが特徴である。家禽に対してだけでなく、哺乳類に対しても強毒型の性質をもっているのである。もちろん、人も哺乳類として例外ではない。

4　危惧される膨大なリスク

†人が感染した場合の症状・病態

現在（2020年6月時点）のところ、H5N1型鳥インフルエンザウイルスは、未だ鳥型ウイルスに留まっているため、人への感染効率は悪い。2003年より2019年6月までの全世界での感染報告は861人、そのうち455人が死亡している。その致死率は、53%と高い。この数字は、ウイルス学的に感染が確認され、WHOに報告された事例のみなので、氷山の一角と考えられている。実際には、この数倍の発生があると推定される。このような人での感染事例が繰り返されると、鳥インフルエンザウイルスは、人型の「新型インフルエンザ」に変化する可能性が高まるので、憂慮される事態となっている。

では、半数以上が犠牲となっているH5N1型強毒型鳥インフルエンザウイルスに人が感染すると、どのような症状と病態を示すのか？

H5N1型強毒型鳥インフルエンザウイルスの感染が成立すると、人においても、鳥や他の哺乳類と同様に非常に強い病原性を示す。症状としては、通常3〜7日程度の潜伏期の後に、高熱、全身倦怠感、筋肉痛、関節痛、咽頭痛や咳などのインフルエンザ様の初期症状を呈す。しかし、通常のインフルエンザとは異なり、その後、急速に気管支炎から肺炎へと進行し、血痰や呼吸困難が現れる場合が多い。さらに急性呼吸促迫症候群（重症患者に突然起こる呼吸障害・急性肺障害）となる場合もある。出血傾向や後述するサイトカインストームによる多臓器不全も高頻度に報告されている。

通常の弱毒型ウイルスによる季節性インフルエンザでは起こり得ないが、H5N1型強毒型鳥インフルエンザウイルスは人の腸管にも感染する。そのため、腹痛や下痢を伴うことが多い。消化管の感染で腸管上皮が損傷を受けることから、水分や栄養分の吸収ができにくくなり、さらに投与された経口薬の吸収も困難となる。これが、H5N1型新型インフルエンザ治療の重要な手段となる抗インフルエンザ薬に関して、経口薬や経鼻吸入薬だけでなく、注射薬の開発に対する強い動機づけとなっている。

さらに注目すべきは、脳にウイルスが感染すると脳炎が生じることである。通常のインフルエンザであれば、ウイルスが脳で感染・増殖を起こすことは極めて稀である。しかし、H5N1型強毒型鳥インフルエンザウイルスは、人でも全身感染を起こし、脳でもウイルスが増殖するのである。ベトナムでは、H5N1型ウイルスに感染したが、明らかな呼吸

表3-1　あるH5N1感染患者の症例

- 41歳　男性
- 中国広西省　農村地帯
- 発症日　2008年２月12日
- 死亡日　2008年２月20日（第８病日）
- 病鳥との接触歴あり
- 所見　発熱、重症肺炎、下痢、意識障害、多臓器不全

（中国CDC/NIC Shu Yuelong博士提供）

呼吸器以外にも、ほとんどすべての臓器でウイルス感染が認められる

検体臓器	ウイルス分離	RT-PCR	＋RNA	NP抗原
気管	(+)	(+)	(+)	(+)
気管支	(+)	(+)	(+)	(+)
肺	(+)	(+)	(+)	(+)
肺動脈	(+)	(+)	(+)	(+)
胃	−	(+)	−	−
十二指腸	−	−	−	(+)
回腸	(+)	−	(+)	(+)
結腸	(+)	(+)	(+)	(+)
直腸	(+)	(+)	(+)	(+)
肝臓	−	(+)	(+)	−
大脳灰白質	(+)	(+)	(+)	(+)
大脳白質	(+)	(+)	(+)	(+)
小脳	(+)	(+)	(+)	(+)
延髄	(+)	(+)	(+)	(+)
視床下部	(+)	−	−	(+)
腎臓皮質	−	−	(+)	−
腎臓髄質	−	−	−	−
尿管	(+)	(+)	(+)	(+)
脾臓	−	(+)	(+)	(+)
リンパ節	(+)	(+)	(+)	(+)

図3-5　H5N1感染患者および胎児におけるウイルス遺伝子RNA検出（呼吸器以外の多くの臓器でもH5N1ウイルスの感染〔ウイルス遺伝子の転写、複製〕が起こっている）

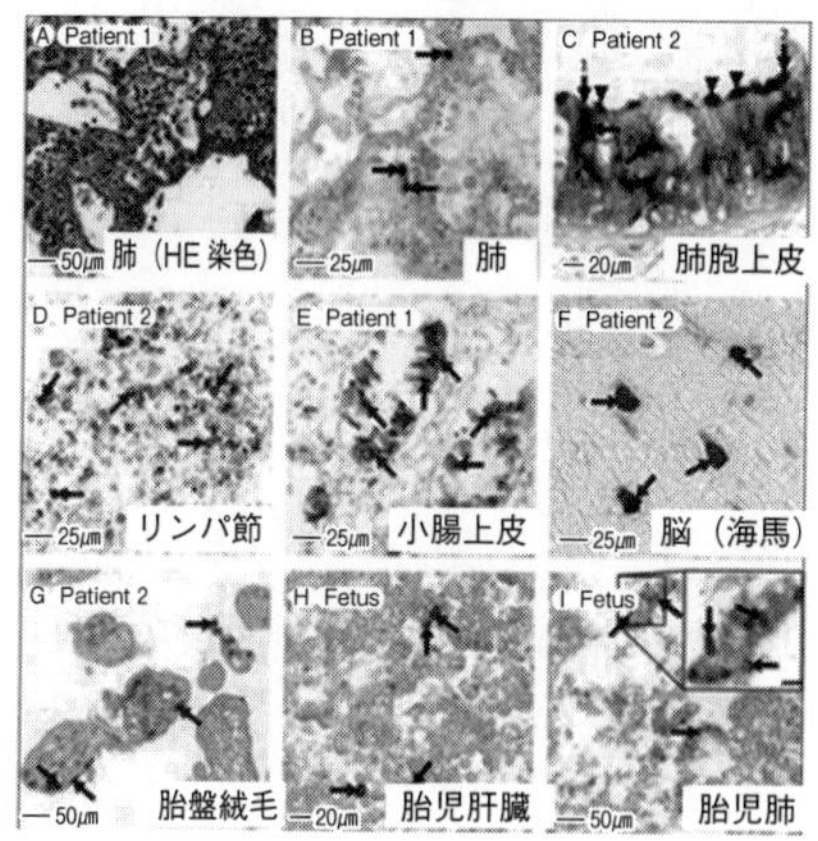

出典：Gu et al., Lancet 2007

器症状を示さずに、脳炎を発症して死亡した小児患者の報告もある。

多くの死亡患者が出ているインドネシアやエジプトなどのイスラム教の国では、宗教上の理由で解剖が禁止されている。そのため、人におけるH5N1型強毒型鳥インフルエンザウイルス感染症の病態や発症病理についての詳細は不明な点が多い。しかし、中国では死亡患者の病理解剖が積極的に行われており、それらの報告では、H5N1型ウイルスが、肺以外にも脳、心臓、腎臓、消化器など、ほとんど全ての組織で分離・検出されている。さらに妊婦の感染症例では、胎盤、胎児にもウイルス感染が起こっていることが、ウイルス抗原とウイルス遺伝子の存在で証明されている。

このように現在のH5N1型強毒型鳥インフルエンザウイルスは、人に対しても致死的な全身感染を起こす強毒型なのである。

感染性ウイルスもしくはウイルス遺伝子は、咽頭拭い液（通常のインフルエンザでの検体採取部位）や痰などの呼吸器検体の他に、肛門拭い液、糞便、尿、血液からも分離、検出されている。ウイルス血症では、ベトナムでの感染患者の58％の血液からウイルスが検出されている。H5N1型強毒型鳥インフルエンザウイルスでは、ウイルスが呼吸器上皮の感染局所で増殖した後に、血液中に入ってウイルス血症を起こし、全身の臓器に運ばれてそこで感染を起こすのである。これらは、通常のインフルエンザとはまったく異なる、特筆すべき重篤な病態である。

†人に免疫過剰反応を誘導する

さらにH5N1型強毒型鳥インフルエンザウイルスの感染患者の多くでは、全身感染に加えて、第1章にも登場した、宿主側のさまざまな生体防御機構や免疫応答が過剰に反応することによって起こるサイトカインストームが生じる。サイトカインストームが起こると、さまざまな臓器が障害を受け、多臓器不全が生じて重篤化し、死亡する危険が高くなる。H5N1型鳥インフルエンザ感染のもう一つの恐ろしい病態である。

これらの病態から、強毒型のH5N1型鳥インフルエンザウイルスは、いったん人が発症すると、致死率は50%を超える重症疾患となるのである。たしかに原因ウイルスは、ウイルス学的にはインフルエンザウイルスに分類されるものではあるが、人における病気は、通常の「インフルエンザ」とは大きく異なる重症な疾患である。このような病気によるパンデミックが起これば、未曾有の膨大な健康被害が生じることが想定される。

†若い世代での重症・死亡例が特に多い

ここで、重要事項であるサイトカインについて改めて説明をしておく。細胞が、宿主にとっては異物であるウイルスの感染を受けると、生体は、サイトカインなどの生理活性物質や免疫系の液性因子の産生を促したり、低下させたりして、ウイルス感染に対抗する。この一部が、感染によって起こる一連の炎症反応として現れる。このように炎症は、宿主による生体防御反応の結果である。インフルエンザの場合には、高熱や頭痛、筋肉痛などの症状として現れてくる。

しかし、この免疫応答が過剰に起こった場合には、血液中のサイトカインは、無差別に全身の血管壁やさまざまな臓器を傷つける。この生体過剰反応が、サイトカインストームであり、その結果、多臓器不全という重篤な状態に陥る。生体機能の全てが著しく低下する多臓器不全に対しては、治療は困難を極め、死亡する危険が急増する。H5N1型強毒型鳥インフルエンザウイルスに感染すると、患者の体内では、本来ならばウイルス感染に対して宿主を守るべき生体防御機構による、過剰反応が引き起こされやすいのである。

サイトカインストームは、特に免疫反応の活発な年齢層に起こりやすい。

H5N1型鳥インフルエンザでは、10代、20代の致死率は特に高く、感染発症者の実に7割が死亡している。若年成人に重症例、死亡例が多い理由は、このサイトカインストームの起こりやすさが一因と考えられる。若年成人の患者では、実際に各種サイトカイン、ケモカインなどの数値の上昇が認められており、これらが重症化と高致死率を誘導すると

図3－6　H5N1型鳥インフルエンザの年代・性別症例数（総数496、2011年2月7日時点）

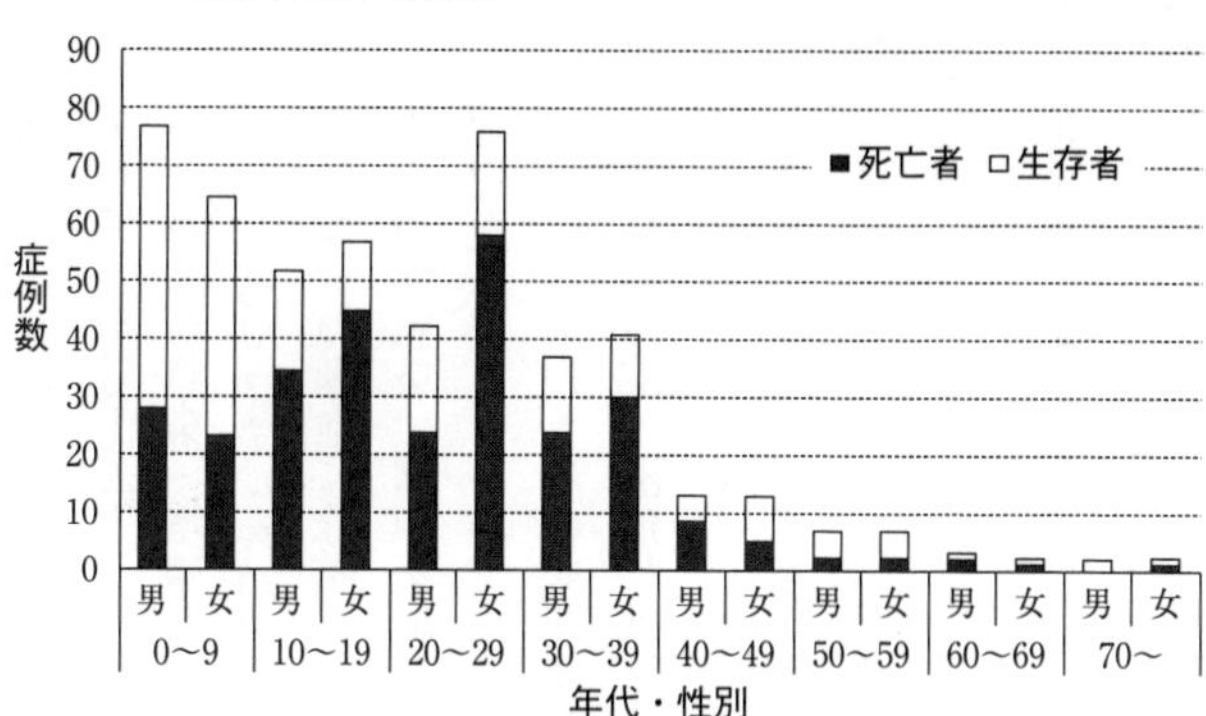

の報告もある。

これに対して、40代以上の中高年では、感染患者、重症患者、死亡者が少ない。これは、季節性インフルエンザにおける重症化や死亡のリスクが65歳以上の高齢者で急激に高くなるのとは対照的である。高齢者では、過去にH5N1型鳥インフルエンザウイルスと免疫学的に交叉するインフルエンザウイルスの感染を経験しており、その際に獲得した防御免疫が働いている可能性も否定はできないが、加齢に伴う免疫応答の低下によって、かえってサイトカインストームが発生しにくいとの仮説は興味深い。

†完全な人型ウイルスに変化するとどうなるのか

現段階では、幸いにもH5N1型インフルエンザウイルスは未だ鳥型ウイルスであるために、人では、細胞上の鳥型ウイルスレセプターがほとんど存在しない上気道の上皮細胞に対する感染効率は低く、人から人への伝播効率も低い。しかし、ウイルスが肺まで到達してしまうと、鳥型ウイルスレセプターが多く分布している肺の深部組織でウイルスが感染・増殖し、重症な肺炎を惹起している。

しかし、この鳥型ウイルスが、完全に人型のウイルス（新型インフルエンザ）に変化してしまうと、多くの細胞に分布している人型ウイルスレセプターに結合するようになり、より広い組織域で感染・増殖を繰り返すことになろう。骨髄やリンパ節の細胞が死滅することから、白血球、リンパ球、血小板が減少し、出血傾向が出てくると予想される。

さらに、ウイルスが人型に変化すると、ウイルス増殖の至適温度が、鳥の体温（42度）から人の体温である36～37度に低下するので、人の体内でのウイルス増殖効率が飛躍的に高くなる。その結果、感染部位における病変も増強されるであろう。また、人型のレセプターが多く分布する上気道でもウイルスが増殖しやすくなるため、咳やくしゃみなどで排出されるウイルス量も増えて、他者への伝播効率も上がり、流行の拡大に拍車がかかると予想される。

†H5N1型ウイルスの本質を理解すべき

前述のように、H5N1型鳥インフルエンザウイルスの感染におけるサイトカインストームが若年成人に起きやすいことが、重症化、高致死率と関連するとの報告も出されている。この性状を保持したままで、人型のH5N1型新型インフルエンザが発生した場合には、日本の今後を担う若い世代に多くの犠牲者が発生する恐れがある。これはパンデミック対策の基礎となる被害想定や対応戦略の中で、是非とも考慮されねばならない重大事項である。

このようにH5N1型強毒型インフルエンザウイルスの感染で起こる人の病気は、全身感染とサイトカインストームを起こすことの二点において、われわれが知っているインフルエンザという呼吸器感染症の疾患とは質的にまったく異なり、人類が初めて経験する重症の新興感染症であることを肝に銘ずるべきである。H5N1型ウイルス感染症は、多少重症な「インフルエンザ」に留まるもので、通常の「インフルエンザ」として十分に対処できるので、過剰な事前準備で大騒ぎをする必要はないとの発言も聞かれる。これらの批判は、ウイルスの本質を理解していない無責任な暴論との誹りを免れないであろう。

後述するH5N1型新型インフルエンザに対するリスク評価やワクチン政策も、過去の弱毒型の新型インフルエンザへの対策を踏襲するものでは、到底対応しきれない事態に陥ると想定される。

†過去の新型インフルエンザとH5N1型

過去にも、新型インフルエンザのパンデミックは数十年おきに発生してきたが、全て弱毒型のウイルスによるものだった。その中でも、それぞれの新型ウイルスの病原性には違いがあり、その健康被害にも開きがある。

1918年に発生したスペインかぜと呼ばれるパンデミックインフルエンザ（H1N1型）では、弱毒型の新型ウイルスによるものではあったが、致死率は2％にのぼり、記録されている限り過去最大の健康被害を残した。1957年に発生したアジアかぜパンデミック（H2N2型）は致死率が0・5％、1968年の香港かぜパンデミック（H3N2型）は0・1％と推計されている。後で詳述する2009年の豚インフルエンザ由来のH1N1pdm09は、これらの新型インフルエンザの中でも最も軽微な健康被害であった。

現在、新型インフルエンザへの変異が危惧されているのは、世界の広い地域の鳥の中に拡大し、現在も感染者や犠牲者の発生の続くH5N1型強毒型鳥インフルエンザ、およびこのH5N1型ウイルスに由来するH5型強毒型遺伝子交雑ウイルス（H5N2、H5N6、H5N8等）、さらに次章で説明するH7N9型弱毒型鳥インフルエンザである。もちろん、それら以外のウイルスの可能性も否定はできない。

表3－2　健康被害の推定（世界銀行など、2008年）

パンデミックの程度	推定致死率（%）	推定死亡者数（百万人）
・軽度（香港かぜ程度）	0.1〜	1.4
・中程度（アジアかぜ程度）	0.5	14.2
・重度（スペインかぜ程度）	2〜2.5	71.0
・特大（H5N1を想定）	5〜15*	180〜250

*先進国6.2（5〜10）%、途上国12.2（10〜15）%
（H1N1）2009パンデミックは、致死率は0.1%未満で、推定死亡者数は10万人規模で軽度以下であった。

5　過小評価された危機管理

†弱毒型を想定した対策?!

まず、これらの鳥インフルエンザウイルスが人型の新型ウイルスに変異して大流行する可能性と、予想されるシナリオ、特に最悪のシナリオを想定することが必要である。次に、各々の場合での被害想定とリスク評価を行う。さらにそれらを基盤にして、適切な危機管理計画、すなわち、パンデミックの発生阻止、パンデミックへの事前準備、パンデミック発生時の緊急対応および終息後の回復過程に対する必要十分な危機管理計画を策定し、それらを実施しておく必要がある。

日本を含め世界中で進められている多くの新型インフルエンザ対策では、スペインかぜインフルエンザ（弱毒型インフルエンザだが致死率は約2％）を最悪のケースと想定しており、これに基づいて、H5N1型鳥インフルエンザに由来する強毒型の新型インフルエンザの被害想定が決められている。つまり、弱毒型の新型インフルエンザを最悪のケースと想定した準備計画がつくられているということだ。

しかし、呼吸器感染に終始した弱毒型の新型インフルエンザであったスペインかぜインフルエンザの病態は、H5N1型強毒型インフルエンザウイルスによる重症疾患とは質的に大きく異なることは、前述の通りである。H5N1型強毒型鳥インフルエンザから起こる新型インフルエンザの被害は、スペインかぜインフルエンザを遥かに凌駕する大災害となると想定する必要がある。

過去最悪の病原性をもつH5N1型強毒型鳥インフルエンザウイルスに由来する新型インフルエンザの危機管理において、弱毒型ウイルスによる過去の事例を当てはめて被害想定とリスク評価を行っている点に、大きな問題があるのである。

現在の流行状況と不活ワクチンの接種

では、このH5N1型強毒型鳥インフルエンザの現在の流行状況はどのようになっているのか。2003年以降、H5N1型鳥インフルエンザウイルスは、鳥類の中で東南アジアを中心に、中東・ヨーロッパ・アフリカの一部地域など、世界の広い地域で感染が確認されている。2015年には、西アフリカ諸国で、養鶏場の約10％でH5N1型鳥インフルエンザの感染が確認されたという。これらの地域は、2014年のエボラ出血熱の流行で国全体が疲弊しており、適切な対策をとる余裕がなかった。

経済的発展途上にある多くの地域では、H5N1型鳥インフルエンザ発生時に、香港や日本で行われたような徹底した対応が速やかにとられるとは限らない。H5N1型強毒型鳥インフルエンザウイルスは感染・伝播力が強いので、対応の遅れは急速な流行の拡大を招く。人の感染者も診断、ウイルス学的同定がなされなければ、WHOの公式の数字には上がってこない。

一方、H5N1型強毒型鳥インフルエンザによる膨大な家禽の被害と経済的損失、および人における偶発的な感染例の増加に対して、家禽にワクチンを接種して流行を制圧しようとの政策の実施に踏み切った国もある。

インドネシア、ベトナム、中国、エジプトなどは、10年程度前から、H5N1型鳥インフルエンザに対する不活ワクチンの接種を養鶏場の鶏などの家禽に行っている。これらのワクチンの抗原性は、現在流行中のウイルスとは必ずしも一致しておらず、その効果は100％ではない。家禽の発症はある程度阻止され、糞便中へのウイルス排泄量も大幅に減らすことはできる。しかし、ゼロにはできないので、不顕性感染した鳥がウイルスを拡散する可能性が危惧されている。

過去においては、強毒型の鳥インフルエンザウイルスが発生しても、感染した家禽のほぼ全てが死滅した段階で養鶏場内のウイルスは消滅し、強毒型ウイルスは淘汰されていた。しかし鳥ワクチンを使用する人為的な行為で、家禽が発症しないまま強毒型ウイルスが存続しえるという、これまでにない状況が現在はできあがってしまっている。

さらに、ワクチン接種による免疫によって抗原変異ウイルスが選択されて、ワクチンの効かないウイルスが新たな流行を起こすことも懸念される。日本を含め、多くの国では、制圧不可能な非常事態を除いては、家禽へのワクチン接種を禁止している。

家禽にワクチンを使用している国では、H5N1型鳥インフルエンザへのワクチン接種により、家禽での流行はある程度抑制され、偶発的な人への伝播例も減少している。しかし決して、鳥におけるウイルスの伝播・拡大、流行や発症・斃死が制圧されているわけではなく、地域的な流行と鳥の斃死の報告は後を絶たないのが現状である。

一方、H5N1型強毒型鳥インフルエンザとは別に、近年、この系統のウイルスから強毒型を規定するH5型HA遺伝子を引き継いだ、H5N2型、H5N6型、H5N8型の強毒型鳥インフルエンザが発生しており、それぞれ、北米、中国・台湾・ベトナム、韓国の鳥の間で新たな流行となっている。鳥に対する病原性は、H5遺伝子が由来のH5N1型強毒型鳥インフルエンザウイルスとほぼ同様である。これらのウイルスは、依然鳥型のままであり、人への感染は、H5N6型でのみ確認されているが、人に対してもH5N1型と同様に強い病原性を保持している。現時点では、パンデミックを起こすリスクは高くないと評価されているが、今後注視する必要がある。

✝新型インフルエンザに近づいているのか

現在も鳥での流行拡大と人への偶発的な感染が続いていることは、H5N1型鳥インフルエンザウイルスが人に適応し、新型インフルエンザに変化する可能性も続くということである。ウイルス遺伝子の変異は一定の割合で起こるので、ウイルスの複製が続く限り、いつか必ず、人への効率の良い感染と伝播能力に必要な遺伝子変異が揃うことになる。では、具体的には、ウイルスにどのような変化が起こると、人から人に感染・伝播しやすい〝人型〟ウイルスとなるのか。

鳥インフルエンザウイルスが、〝種の壁〟を超えて、人に効率良く感染するようになるためには、ウイルスが次のような変化を遂げる必要がある。

1　ウイルス受容体結合部位が人型に変化する

ウイルスが宿主細胞に感染して子孫ウイルスを増やすためには、まず、標的となる細胞の表面にあるウイルス受容体（レセプター）に結合して、細胞内に侵入することが必要である。インフルエンザウイルス表面にスパイク状に並んでいる突起の一つであるHA蛋白は、細胞表面のウイルスレセプターに結合してウイルスの細胞への侵入を促す。

レセプターの分子構造は、鳥型ウイルスに対するレセプターと人を含む哺乳類型ウイルスに対するレセプターとの間では、ほんの少しだけ異なっている。鳥の細胞表面には鳥型ウイルスへのレセプターが多く、哺乳類の細胞には人・哺乳類型ウイルスに対するレセプターが多い。

一方、ウイルス側でも、HAタンパク分子上のレセプター結合部位の構造は、人型ウイルスと鳥型ウイルスの間に僅かな違いがある。このレセプター結合部位の構造が人型であるか鳥型であるかが、ウイルスのそれぞれの宿主細胞への結合しやすさを規定する。したがって、鳥型ウイルスが人型ウイルスに変化するには、HAタンパク上のレセプター結合部位の構造が、人の細胞に分布する人型ウイルスレセプターに結合しやすいように変化することが必要である。

このレセプター結合特異性の違いは、HA遺伝子上の僅か数カ所の変異で規定されるので、ウイルスの増殖が繰り返されれば、比較的容易に人型に変化する可能性がある。

現在流行中のH5N1型鳥インフルエンザウイルスでは、このレセプター結合部位は依然として鳥型ではある。しかし、一部のウイルスのHA遺伝子については、人型レセプターへの結合能力を高めるような複数の変異がすでに起こっている。このようにレセプター結合性がヒト型に近づいていることは、今後の人型ウイルスへの変化、すなわちパンデミックウイルス出現の可能性を示しており、大きな懸念材料となっている。

2　人の体温で効率良く増殖できるようになる

鳥の体温（42度）は人の体温（36度）より高い。鳥型並びに人型インフルエンザウイルスの増殖に適当な温度は、各々42度と36度であり、宿主の体温に相当している。鳥型ウイルスが人の体内で効率良く増えるように変化するには、ウイルスの増殖（ウイルス遺伝子RNAの転写・複製）に働くウイルス自身の酵素ポリメラーゼの至適温度が、ヒトの体温近くまで低下する必要がある。

ポリメラーゼ遺伝子PB2の特定部位3カ所のうちの1カ所に変異が起こると、ウイルスが低温で効率良く増殖する性質を獲得することが解明されている。現在流行中のH5N1型鳥インフルエンザウイルスでは、既に一部の系統のウイルスにおいて増殖至適温度の低下が起こっており、人型ウイルスへの変化がさらに進んでいることが示されている。

これら以外にも、幾つかの遺伝子変異が、人でのウイルスの増殖性、伝播性を増強することが示されているが、前記2つの変化が、鳥インフルエンザウイルスが人型のウイルスに変化するために必要な重要な条件である。

2003年以来広く流行しているH5N1型強毒型鳥インフルエンザウイルスのHA遺伝子は、突然変異の蓄積に基づいて、既に大きく10の系統(クレード)に分岐している。いずれも同じ程度の強い病原性を保持している。このうちの幾つかの系統のウイルスでは、既に前述の遺伝子変異をもつものもあり、さらに、2つの重要な変化の両方を獲得しているウイルス系統もある。

しかし、それらの変異ウイルスも未だ人から人への効率の良い感染伝播性を示していない。人型に変化するには、さらなる未解明の遺伝子変異が必要であると考えられるが、それに必要な変異の数はごく少数と推定されている。

2013年以来、H5N1型強毒型鳥インフルエンザウイルスには突然変異がすでに

図3－7　H5N1高病原性鳥インフルエンザウイルスの宿主域と病原性を規定する遺伝子部位

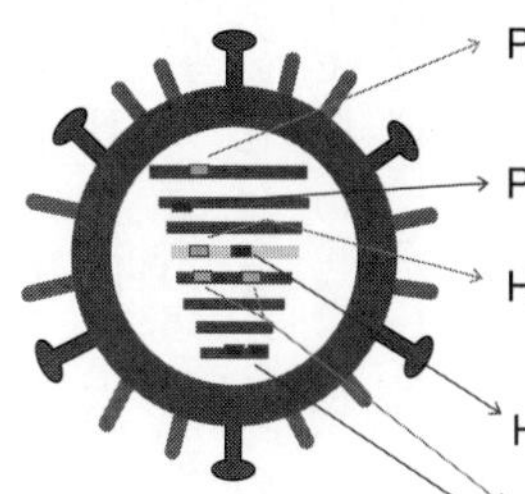

次々と蓄積されている。中でもエジプトで流行しているH5N1型ウイルス（クレード2・2）は、前記の2つの重要な変化を獲得している。最も人型に近づいていると評価されており、あと数カ所の遺伝子に変異が生ずると、人の新型インフルエンザに変化すると懸念されている。また、このエジプトで、最多の感染者数が2015年に報告されていることが非常に憂慮される。

†危機管理の重大な欠陥

2003年以来広く流行している強毒型のH5N1型鳥インフルエンザウイルスは、その遺伝子の解析からも、これまで知られているインフルエンザウイルスの病原性を規定する遺伝子シグナルの全てを併せもつ、最悪のウイルスであることが示されている（図3-7）。

特に、HA遺伝子上の、全身感染か呼吸器の局所感染かを規定する最も重要な部位は、典型的な強毒型の塩基配列を取っている。この強毒型を規定する遺伝子部位は、前述の人型への変化に必要な2つの遺伝子部位（人型ウイルスレセプターへの結合部位、およびポリメラーゼ酵素の至適温度の低下を規定する遺伝子部位）とは、まったく独立した異なる遺伝子部位に位置している。したがって、ウイルスが人型に変化するに伴って、強毒型を規定する遺伝子が自動的に弱毒型に変化することはない。

これまで経験してきた人型のインフルエンザウイルスは全て弱毒型であったことを根拠に、「たとえ現在のH5N1型鳥インフルエンザが強毒型であっても、人型の新型インフルエンザウイルスに変化した場合には、弱毒型に変化する」という希望的な予測は、まったく期待できない。つまり、その出現が危惧されているH5N1型強毒型新型インフルエンザに対しては、質的にまったく異なる過去の弱毒型の新型インフルエンザの経験に基づいて想定した被害想定とリスク評価では、危機管理においては適正を欠いたものとなる。

†現代社会は感染症流行に脆弱な環境

新型インフルエンザが大流行を起こすには、都市、町などの人口密集地で、感染源であ

図3－8　米国のパンデミック準備計画における致死率の推定(2007年)

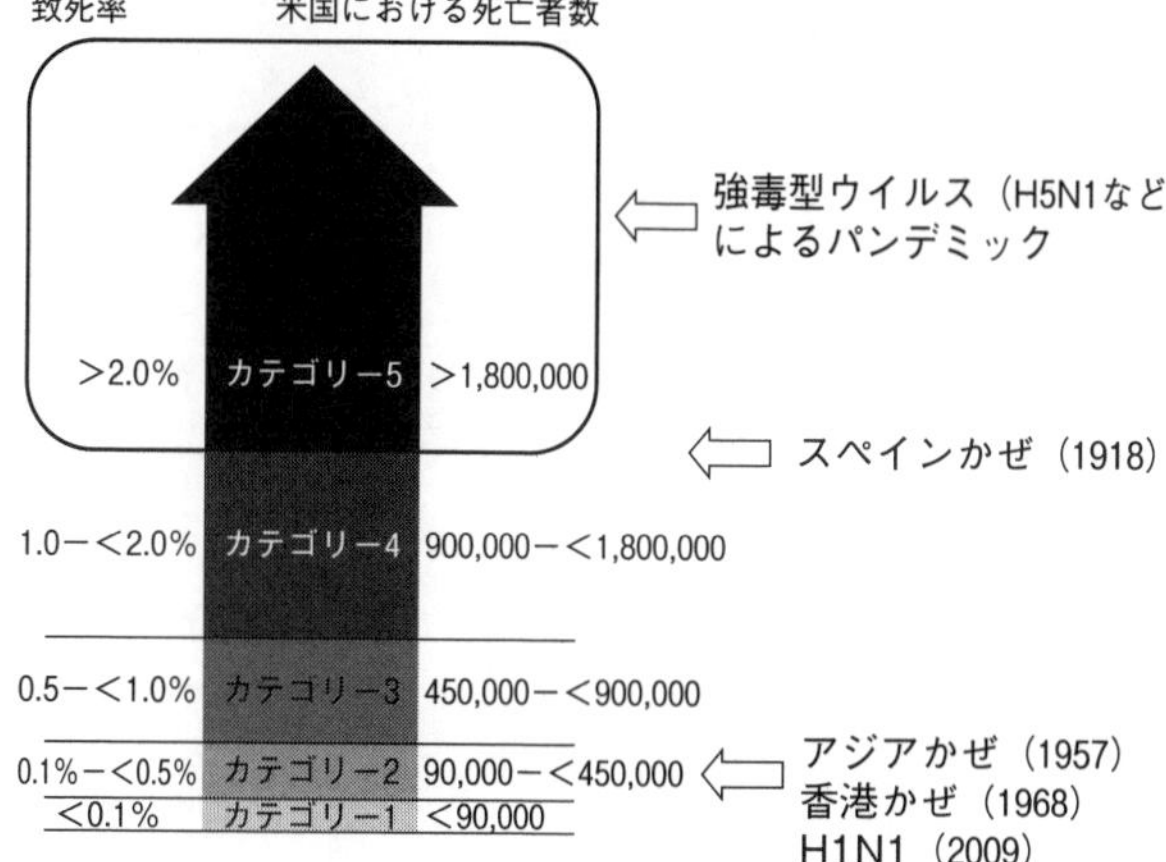

る感染者が大量のウイルスを排出し、他の人に伝播する必要がある。そのためには、ウイルスを排出しながら市中を広く移動できる、比較的軽症な感染者が多数出てくる必要がある。したがって、病原性がある程度弱まる（致死率が20％以下に低下する）ことが必要との議論もある。しかし、ここで誤解してはならない点は、呼吸器の局所感染に留まる弱毒型ウイルスに変化するのではない、ということである。

過去には、成人麻疹（麻疹ウイルス）や天然痘（痘瘡ウイルス）等、致死率が10％から30％と考えられる重症感染症の流行が記録されている。人口密度の上昇と人の移動の激しい高速大量輸送が可能となった21世紀の都市化社会では、感染症の伝播拡大速度は飛躍的に上がっている。それは、同時に膨大な患者を発生させる背景となる。

感染症の流行は、病原体と、感受性者であり感染源でもある人との二者だけで規定されるものではなく、流行の背景となる社会環境が色濃く影響を与える。大勢の人が近距離で密集する社会生活環境、十分な換気の難しい高層ビルのオフィスや、気密性の高いエコを意識した建築方式、密閉空間となる公共交通機関などは、飛沫や飛沫核で伝播する感染症の伝播効率を上昇させる。高速大量輸送の普及により、一地域で発生した流行は、地球レベルで、極めて短期間に広範囲に拡がり、多数の人々がほぼ同時期に感染・発症するという、過去に例を見ない流行形態を生じさせる。

さらに現代は、社会機能が細分化され、自給自足体制が崩壊して、相互依存した社会となっている。このような現代の日本の生活環境で、H5N1型強毒型新型インフルエンザが流行した場合、もし適切な事前準備と緊急対応がとられなかったならば、健康被害が集中的に激増することに加えて、二次的に社会機能の維持が困難となり、さらに被害が大きくなることが想定される。

この負の部分を補うのが、新型インフルエンザに対する事前に準備される行動計画である。特にH5N1型強毒性新型インフルエンザ対策においては、健康被害を最小に抑え（被害をゼロにすることは不可能）、社会機能・社会活動を維持する（少なくとも破綻を防ぐ）

ことを目標として、必要かつ十分な事前準備と緊急対応計画の策定およびその実施が必要となる。

6　危機を防ぐには

†医療機能を維持するために

新型インフルエンザ対策で肝心なことは、医療現場がその医療サービス機能を維持して、医療提供の役目を果たせるか、ということである。「新型」のインフルエンザであるため誰も免疫を持たないので、ウイルスに暴露されれば感染が成立しやすく、感染すれば重症化しやすい。同時期に膨大な数の感染者が発生し、大勢の重症患者が押し寄せる医療機関では、当然のごとく院内感染も起こる。医療従事者が感染して倒れることも想定せねばならず、医師や看護師、臨床検査技師、薬剤師等の医療スタッフや事務職員などが罹患すれば、医療提供機能は大幅に低下する。受診・入院患者の激増は医療の対応能力を超え、医療のシステムそのものが破綻しかねない事態も起こる。

そもそも日本の医療体制では、「致死率2％であるとほとんどの都道府県で現状の医療体制を凌駕し、それ以上となればほとんど現実的ではない病床数が要求される」（厚生労働省新型インフルエンザ専門家委員会議事録）とあるように、致死率が2％を超える新型インフルエンザの大流行では、医療機関の対応能力の限界を超えてしまう。さらに、院内感染が発生すれば、医療従事者の確保そのものが困難となって、医療対応能力はさらに低下する。医薬品や医療器材の供給、入院患者への給食や清掃などの環境整備なども停滞する。新型インフルエンザ以外の一般患者への医療提供も不可能となる。

したがって、いかに健康被害の拡大を医療対応能力の限界内に留め、医療機能を維持するかが、新型インフルエンザ対策の肝心な点となる。つまり、十分な医療対応能力を確保するための病院施設の拡充や医療従事者の育成等を行い、これを維持するか、または、感染患者の致死率を2％以内に落とし込む方策が必要となる。前者は、膨大な費用と時間を要するので、短期的には実施は困難であり、現実的ではない。一方、後者では、ワクチンの緊急開発と製造、および適切な接種政策などの有効な予防政策が必要となる。

さらに、現在、その発生が危惧されているH5N1型強毒型新型インフルエンザの流行においては、致死率は5〜15％と想定されており（シンガポールの公的シンクタンクおよび元国立感染症研究所インフルエンザウイルス研究センター長・田代眞人）、国内の医療機関が機能するとされる致死率２％の限界値を遥かに凌駕する健康被害が起こると考えられる。

これらの議論を背景として、医療現場でも危機管理としての新型インフルエンザ対策の重要性が叫ばれてはいるが、現在、どれくらいの医療機関が実効的な対策を講じているであろうか。

†ワクチン政策

Ｈ５Ｎ１型新型インフルエンザの危機管理として、新型インフルエンザ発生前の現時点から、現在鳥の間で流行しているＨ５Ｎ１型鳥インフルエンザウイルスをワクチン株としたプレパンデミックワクチンが、ＷＨＯの指導のもとに世界数カ国で開発・製造・備蓄されてきた。

一方、新型インフルエンザが発生してから、そのパンデミックを起こしたウイルスを用いて作られるワクチンは、パンデミックワクチンと呼ばれる。このワクチンは、抗原性が実際の流行ウイルスと一致しているので、効果は最も高いと考えられる。しかし、新型ウイルスが発生してから製造されるために、ワクチン供給は流行時期には到底間に合わない。そのため、あらかじめワクチンを作っておいて、備蓄するというプレパンデミックワクチン政策が、米国などで実施されており、我が国でも「新型インフルエンザ等対策特別措置法」に基づいて行われている。

しかし、このプレパンデミックワクチンでは、備蓄製品から接種用製剤を調製し、品質管理試験を実施するのに1カ月以上を要し、さらに十分な免疫を誘導するには、2〜3週間の間隔で2回の接種を必要とする。したがって、パンデミックが確認されてから、ワクチン接種によって十分な抗体価が上昇してくるまでには、最短でも2カ月半以上を要する。これでは、新型インフルエンザが発生してから接種を開始しても、その流行開始時期に間に合わない可能性が極めて高い（本章第1節「図3-2　感染拡大のシミュレーション」参照）。

†プレパンデミックワクチンの事前接種を

このため、H5N1型新型インフルエンザの大流行時においても、社会機能を維持するために働き続けることが要請される職種を主な対象にして、パンデミック発生以前から、プレパンデミックワクチンを接種して交叉性の防御免疫の記憶を賦与しておくという戦略が提起されている。プレパンデミックワクチンは、新型インフルエンザ発生前に流行しているH5N1型鳥インフルエンザウイルスを用いて製造された予防ワクチンであり、実際に流行するH5N1型ウイルスの感染は阻止できないが、重症化を防ぐことが期待できる（厚生労働科学研究費　庵原研究班報告書）。

新型インフルエンザ等特別措置法で決められている医療従事者や社会機能維持者に対しては、平時からプレパンデミックワクチンの事前接種を行っておき、H5N1型ウイルスに対する基礎免疫を獲得しておくべきと考えられる。社会機能の維持のために、流行時に業務を遂行する人々に対して、政府は丸腰で働けとは命令すべきではない。このような提起に基づいて、このプレパンデミックワクチンの事前接種が議論されてきた。物流関係者や医師会等からも強い要望が出されてきていた。

さらに、大勢の人にプレパンデミックワクチンを事前接種して基礎免疫を賦与しておけば、たとえ実際のパンデミックウイルスの抗原性とは完全には一致しなくても、交叉性の防御免疫によって軽症化が期待できる。入院を必要とする重症患者の数を大幅に減らして、医療への負荷を軽減し、医療サービスの破綻を防ぐことが可能となろう。

一方、プレパンデミックワクチンの安全性については、これまで6000人を対象とした臨床試験が実施されており、重大な副反応は起こっていない。しかし、実際にパンデミックが発生した際には、数千万人に接種されることになり、予期せぬ副反応が起こる可能性もある。そのような事態に備えて、平時から少しずつプレパンデミックワクチンの接種例を増やして、安全性を確保してゆくことが必要であろう。

しかし、H5N1型新型インフルエンザ対策の一環として、これまで3000万人分以上が国家備蓄されてきたプレパンデミックワクチンについて、事前接種は医療従事者や社会機能維持者に対しても未だ行われてはいない。2013年秋から翌年春にかけて、物流事業の社会機能維持者の中で希望する約400人にはプレパンデミックワクチンの事前接種が行われた（章末コラム参照）。

†曖昧さを排除し、万全の対策を

H5N1型鳥インフルエンザからの新型インフルエンザへの危機管理については、2008年をピークにその危機意識が薄れつつある。2009年の新型インフルエンザ・パンデミックは、ウイルスが弱毒であり、多くの成人が交叉免疫をすでにもっていたことなどの幸運が重なったことによって、健康被害や社会的影響は少なくて済んだが、これをもって新型インフルエンザの脅威を判断してはならない。

このパンデミックの後には、新型インフルエンザ問題はもう終わったことであり、大した問題ではなかった、とのパンデミックへの誤解や軽視する風潮が流れている。さらに、いつ起こるか正確には予測できないパンデミックに対して、事前準備を継続することへの疲労感や、また、不必要で無駄な行為との科学的な論拠を無視した批判も多い。まさに、2011年の東日本大震災と福島原発事故が起こる前に、M8以上の大地震や原発事故の発生が「想定外」とされたのと同じ状況が、新型インフルエンザ対策にもまかり通っている。

さらに我々が懸念するのは、現在の日本政府の新型インフルエンザ対策における事前準備や緊急対応計画において、H5N1型強毒型新型インフルエンザへの危機意識が貫徹されているかどうかなのだ。

最悪のシナリオと考えられる「強毒型新型インフルエンザ」に対処するのだという明確な認識（決意）が欠落し、従来の弱毒型新型インフルエンザ対策の延長線上での不十分な準備対策しか行われていない状況のままで、強毒型ウイルスによるパンデミックが始まったらどうなるだろうか。

今、再度、ここで明確にしたいのは、H5N1型高病原性鳥インフルエンザから発生するH5N1型強毒型新型インフルエンザは、人に対して全身感染を起こす新興の重症感染症であり、従来のインフルエンザとはまったく異なる重症疾患であるという点である。決して、「普通のインフルエンザの病原性が強いもの」ではない。ウイルスとしてはインフルエンザウイルスに分類されるものではあるが、人における病気はまったく異なる重症な全身感染症なのである。

従来の呼吸器に限局する弱毒性インフルエンザと、全身感染を起こすH5N1型強毒型インフルエンザとは明確に区別されるべきである。しかしながら、現在の新型インフルエンザ対策において、このH5N1型強毒型新型インフルエンザのまさにこの強毒型の病原性が曖昧にされ、最悪とされる被害想定も過去の弱毒型新型インフルエンザの致死率をもって算定されている。この「曖昧さの排除」こそが、今、H5N1型強毒型新型インフルエンザの危機に直面し、その対策、政策を再構築すべき時に不可欠な点である。

そして、H5N1型新型インフルエンザに対して、国家備蓄してあるプレパンデミックワクチンの有効利用を政策として行うべきである。それは、希望する国民に平等に事前接種できる道を開くことに他ならない。

2020年2月、コロナウイルス感染症の流行で対応に追われる中国・湖南省において、H5N1型鳥インフルエンザの家禽（ニワトリ）への感染が確認された。H5N1型鳥インフルエンザは、人にも感染する可能性があり、中国当局によれば4500羽が感染して死に、約1万7000羽が殺処分された。コロナ禍の対策に追われる中で、さらに危険なH5N1型鳥インフルエンザにも対峙せねばならない状況であった。H5N1型鳥インフルエンザのパンデミック対策は、忘れてはならないものであると再認識された。

コラム　物流団体連合会でのプレパンデミックワクチン事前接種

「物流サービスは、社会のインフラで、これを欠いては、経済活動や人々の生活は成り立ちません。このため、新型インフルエンザ対策に関する法令により、トラック事業、鉄道事業、航空事業、海運事業などの多くの物流企業大手が指定公共機関に指定されています。

新型インフルエンザの流行といった緊急時には、このような事業者が緊急輸送のために動員されることになるので、（一社）日本物流団体連合会は、そのような業務に従事する者について、事前に安全対策を講じてほしいという要請を行っています。

政府が備蓄しているプレパンデミックワクチンを活用して、事前に免疫をつけておくことが望ましいのですが、政府は、一般的な事前接種ではなく、臨床研究の希望者に対しては事前の接種を行うという方向の行動計画を定めました。そして、平成25年度に、その募集を行ったので、物流関係者がこれに積極的に対応して、臨床研究に参加しました。この年の秋から26年春にかけて、3度にわたって募集に応じ、東京、京都、三重、福岡の4カ所で、合計で400人ほどの物流事業関係者が、プレパンデミックワクチンの接種を受けました。

しかし、26年度以降このような募集は行われておらず、必要とされる者に免疫をつけるという観点からは、接種を受けたものの数がまったく足りないという状況にあります」（以上、

一般社団法人　日本物流団体連合会より）

そして、これまで製造備蓄されていた数千万人分のプレパンデミックワクチンは、未使用のままに使用期限切れとなっている。これらは廃棄となる予定である。

これらのことから、このプレパンデミックワクチンの事前接種が広く希望者に行われることが強く望まれる。H5N1型新型インフルエンザのように病原性が強く、さらに同時期に集中した大流行が強く懸念される感染症によるパンデミックに対しては、予防用に事前接種として使用されるプレパンデミックワクチンは、危機管理ワクチンでもあるのだ。医療従事者や社会機能維持者のみならず、接種を希望する一般の国民にもこのH5N1型プレパンデミックワクチンの接種の門戸を開き、健康被害を軽減する対策を早急にすべきである。新型インフルエンザは発生してしまうと、その流行拡大は非常に速いため、事前の対策に尽きると言っても過言ではない。

第 4 章

H7N9型鳥インフルエンザ
——弱毒型だが危険なウイルス

1 2013年の流行経緯

†中国で毎年流行

2013年春から、中国でH7N9亜型の鳥インフルエンザウイルスの人への感染・死亡報告が続いている。最初の流行は初夏にはいったん終息したが、その後毎年のように冬季に流行を繰り返している。

家禽市場への立入りが、感染リスクの要因とみなされているが、人への感染源や感染経路には不明の点が多い。このH7N9型鳥インフルエンザウイルスは、2003年から流行しているH5N1型とは異なり、弱毒型のウイルスである。感染した家禽は無症状に留まり、人におけるウイルス感染も呼吸器の局所感染に終始する。

報告されている患者の大半は40歳以上の中高年である。しかし、季節性インフルエンザとは異なり、そのほとんどが重症の肺炎を発症しており、致死率も20~25%と極めて高い。したがって、ウイルスは弱毒型であるが、人での病気は重症である。ウイルス遺伝子の解析結果からは、このＨ７Ｎ９型鳥インフルエンザは既に人型に近づいている。そこで、ＷＨＯによって、健康被害の大きい新型インフルエンザを起こすリスクが高いと判断されており、監視が続けられている。

†感染者の発生と拡散

２０１３年2月中旬から3月初めにかけて、上海市と隣接する安徽（あんき）省で、最初のＨ７Ｎ９型鳥インフルエンザウイルスに感染した重症患者が発生した。冬季のインフルエンザ流行期であったため、未知の病原体の検索とウイルス学的診断には時間がかかり、Ｈ７Ｎ９亜型の鳥インフルエンザウイルスが同定されたのは3月下旬であった。

中国政府は、3月31日に最初の３名の患者発生と２名の死亡を発表した（後に残り１名も死亡）。そして、これらの患者から分離された3株のウイルスについて、遺伝子の全塩基配列を国際的な遺伝子データベースＧＩＳＡＩＤに登録し公表した。それらは、直ちにＷＨＯ世界インフルエンザ監視ネットワークによって解析された。その結果、遺伝子解析から、このウイルスが既に人に感染しやすくなっていること、しかし、重症肺炎や高い致死率をもたらすような、強い病原性を規定する遺伝子の特徴はもっていないことが示された。

これらの報告に基づいて、ＷＨＯは、Ｈ７Ｎ９ウイルスはパンデミックを起こす危険性が高いとのリスク評価を発表した。世界中がこの情報に注目し、新たにＨ７Ｎ９型新型インフルエンザへの警戒を強めることとなった。

一方、農業省は、当該地域の鳥市場の家禽等についてウイルスの検査を実施し、同じＨ７Ｎ９型鳥インフルエンザウイルスを検出していた。そこで、中国当局は、４月から６月まで、患者発生地域の鳥市場を閉鎖した。

これらを受けて、日本政府も、２０１２年5月に成立した「新型インフルエンザ等対策特別措置法」を前倒しで施行することとし、４月26日にはＨ７Ｎ９型鳥インフルエンザを「指定感染症」に指定するなど、対応を強化することになった（その後、Ｈ７Ｎ９型鳥インフルエンザが毎年流行を繰り返しているので、２０１５年1月には、期限つきの指定感染症から2類感染症に変更されている）。

ウイルス学的診断法が確立した4月になって、それ以前にも、長江河口地域を中心に数十名の患者が発生していたことが、次々と明らかにされた。その後も、10カ所の省・市にわたる広い地域で患者発生が確認されている。さらに、４月に江蘇（こうそ）省から台湾に戻った人が発症している。中国で感染して潜伏期の間に台湾に入国し、その後発症しているので、検疫ではチェックされず、初期対応も後手にまわらざるを得なかった。患者には鳥との接

図4－1　H7N9型鳥インフルエンザの中国での発生状況

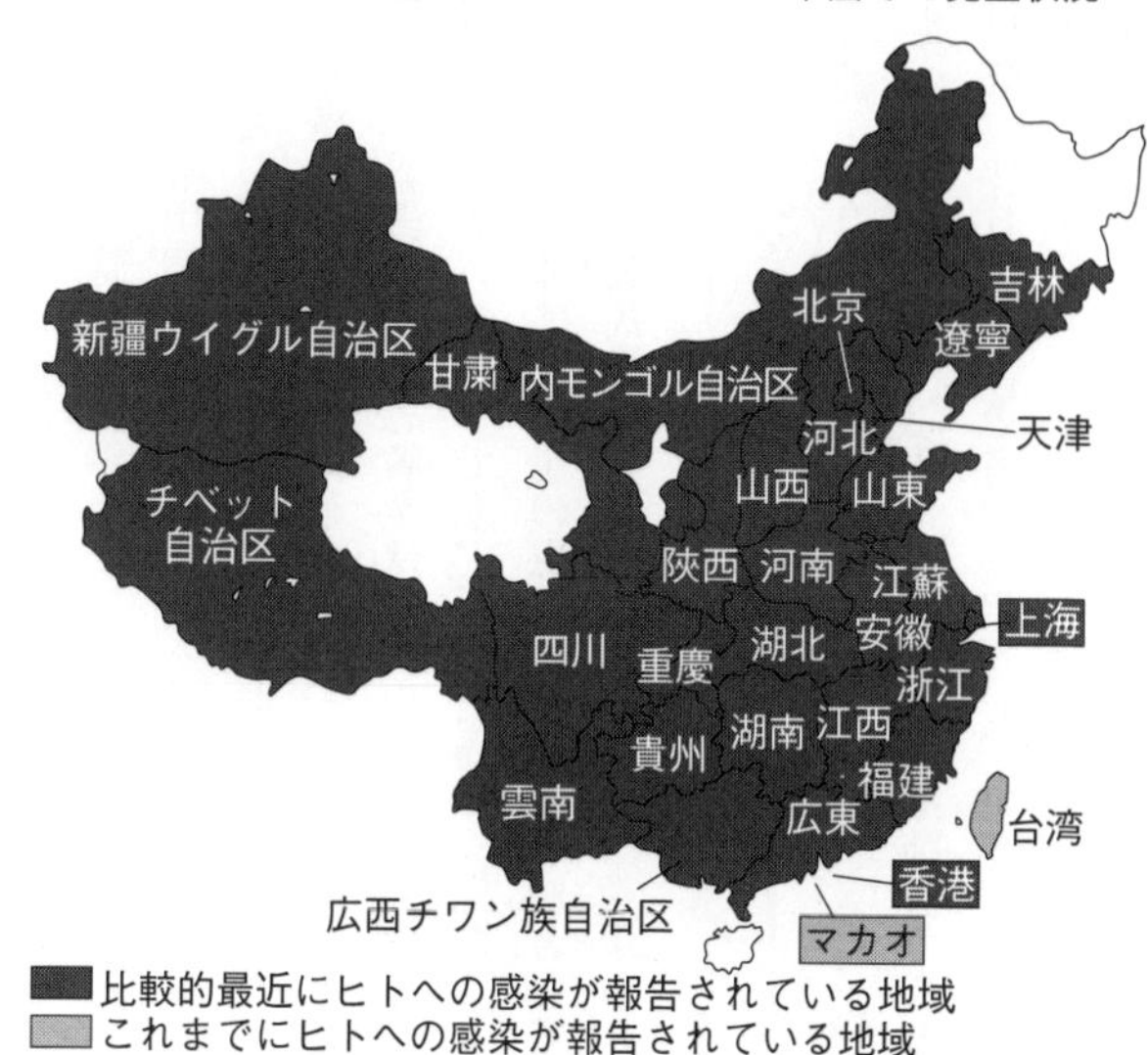

図4－2　月別患者報告数（WHOの資料による）

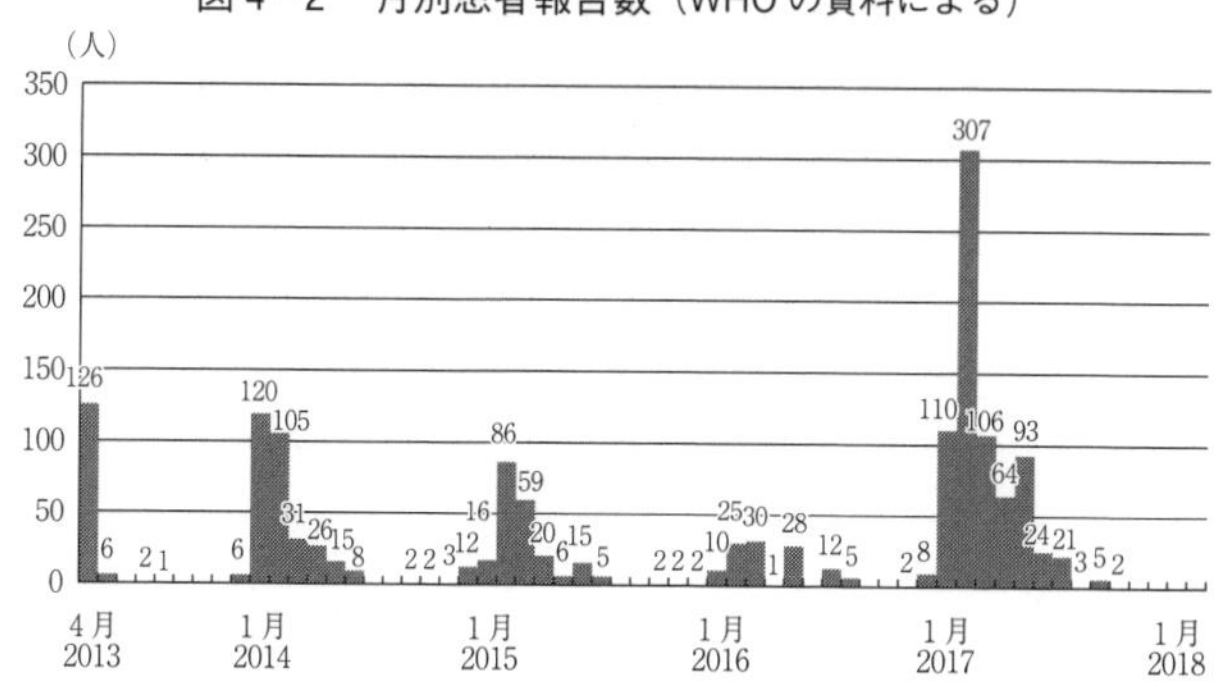

出典：両図ともに東京都感染症情報センター（WHO2018年2月公表分まで）

触歴はなく、感染経路は不明である。日本も同様のリスク条件をもつので緊張が走ったが、幸いにも、現時点まで感染伝播は認められていない。

この後も中国東部では、2013年5月10日までに131人の感染者が確認され、そのうち33人が死亡している。中国における医療体制、特に農村地域における医療アクセスの状況と高額な医療費負担を考えると、医療機関を受診して、ウイルス検査によって確定診断され、報告された患者数は、氷山の一角と考えられる。さらに、受診を必要としない軽症患者が出ていたとしても、保健当局では把握できない可能性が高い。

5月中旬以降は、新規の患者発生はほとんどなくなった。2013年7月までの最初の流行における公式患者数は137名、死亡者45名で、致死率は33%近くにのぼっている。

しかし、10月から新たな患者が発生して、同じ規模の第2波の流行を起こし(2013~14年の冬季)、その後第3波(2014~15年の冬季)、第4波(2015~16)、第5波(2016~17)も発生している。第2波以降は、軽症例の患者も報告されてはいるが、基本的には急速に進行する重症肺炎である。

以降、10月頃には患者が再出現し、毎年、気温が低下する冬シーズンになると、H7N9型鳥インフルエンザの感染者が報告される。2019年4月9日現在、公式の確認では、H7N9型鳥インフルエンザによる感染者は中国(香港・マカオ含む)で1560人となっている。この間に、中国からの輸入感染症として、台湾、マレーシア、カナダから感染者の報告があり、感染者の合計は1568人となっている。

2 H7N9型鳥インフルエンザウイルスの正体

†症状・病態

患者のほとんどが急速に進行するウイルス性肺炎によって重篤化し、さらにウイルス感染に対する過剰な生体防御応答（広義のサイトカインストーム）による多臓器不全を起こしている。しかし、ウイルスは弱毒型なので、前章に記した、2003年から続いているH5N1型強毒型鳥インフルエンザウイルスによる感染とは異なり、全身感染は認められない。それにもかかわらず、同様の重篤な臨床経過をたどっている。

111例のH7N9型鳥インフルエンザ感染者の症例をまとめた報告によれば、約6割の患者が慢性の基礎疾患をもっていた。発症時には通常のインフルエンザ様症状を呈していたが、重症化して入院した時には、そのほとんどが肺炎を起こしていた。そして、7割の症例で急性呼吸促迫症候群となった。基礎疾患の存在がリスク因子と考えられる。

一方、通常のインフルエンザ様疾患の流行動向に対する病院定点監視モニターにおいて後で行われた検査によって、H7N9型鳥インフルエンザウイルスの感染が確認された症例患者もおり、それらは軽症もしくは中等度の症状であった。H7N9型鳥インフルエンザの患者報告では、ほとんどが重症例であるが、実はその背景には、相当数の軽症者が潜在していることが考えられる。

潜伏期は3日前後から長い場合には10日である。初期症状は発熱、咳、倦怠感などインフルエンザ様の上気道症状であるが、その後、急激に喀痰や呼吸困難などの症状が現れ、重篤な肺炎に進行する。肺のレントゲン写真は、両側性の擦りガラス状の陰影と湿潤影が最も頻繁に見られる所見である。下痢を伴う場合もあるが、便にはウイルスは検出されない。

さらに重症化すると急性呼吸促迫症候群や多臓器不全に進む。肺胞でのガス交換能力が低下して、体外膜型酸素交換装置（ECMO）の使用が必要な重症例も多い。致死率は2〜3割と高い。ほとんどの患者が抗インフルエンザ薬による治療を受けていたが、発症後7日目（中央値）に投薬が開始されており、推奨される2日以内での治療開始には大きく遅れていた。抗インフルエンザ薬の投与開始時期が遅いので、その効果は明確ではない。

図４－３　Ｈ７Ｎ９型の患者の胸部レントゲン写真とCT画像

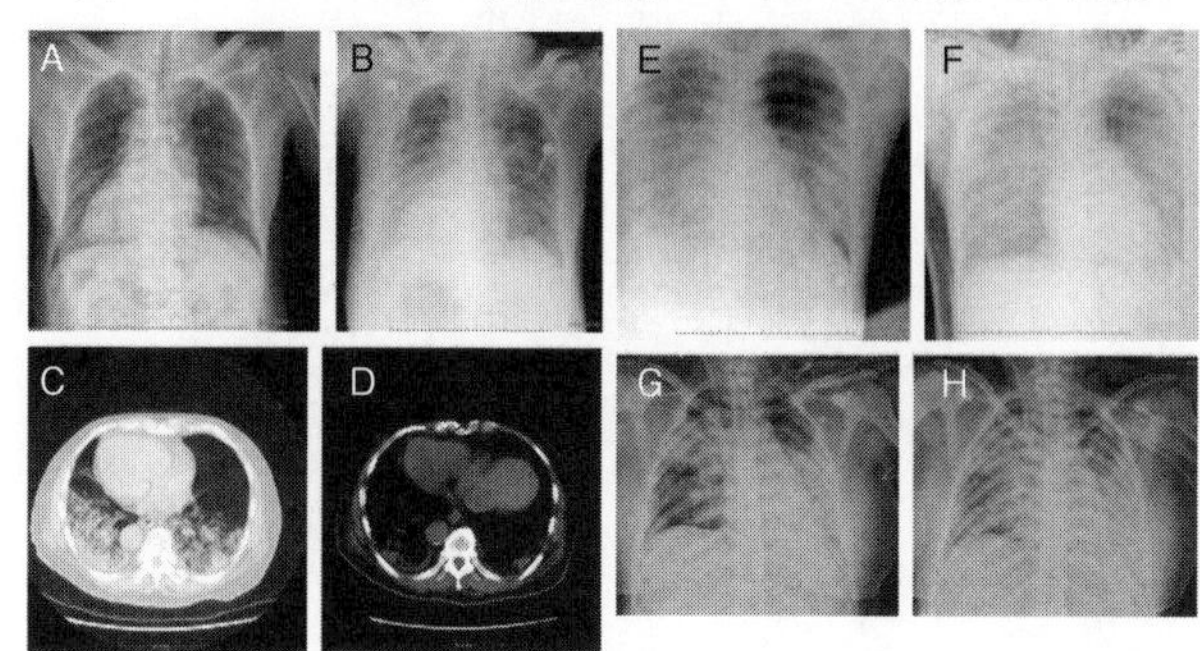

重症肺炎、急性呼吸促迫症候群を示している。正常の肺は空気で満たされているので、エックス線が通過しフィルムは黒く感光するが、肺炎では炎症細胞や水分が浸出し、エックス線が透過し難く白く見える。

出典：Gao R et al.,N Engl J Med 2013. DOI:10.1056/NEJMoa1304459

抗インフルエンザ薬については、後述する耐性ウイルスの出現が危惧されている。

患者の特徴

Ｈ７Ｎ９型鳥インフルエンザの感染者は、患者、死亡者ともに中高年に多く、平均年齢は58歳と高い。その多くはさまざまな基礎疾患をもってはいるが、高齢である以外には、特定の危険要因は認められていない。若年成人層でも数名の患者報告はあるが、高齢者に比べて予後は良い。３名の小児患者はいずれも軽症で回復している。小児では後述するように不顕性感染もある。

男女比は２～３：１である。この性差の理由は不明であるが、中国東部では、男性（特に退職した中高年）が鳥市場に買い物に行く習慣があるので、彼らがウイルスに暴露される機会が多いという背景も推定されている。

一方、北京市で女児患者が確認された際に、周囲の住民に対するウイルス学的調査が行われ、近所に住む男児の感染が偶然確認された。この男児は発症しておらず不顕性感染とされているが（したがって患者数には含まれていない）、発症前の潜伏期に発見されて早期治療を受けたために、発症には至らなかった可能性も否定できない。北京では他に感染者はなく、鳥における感染報告もないため、この2名の感染源や感染経路は不明である。

患者の大半が中高年という年齢分布は、乳幼児と高齢者に重症者の発症が多いという季節性インフルエンザとは異なっており、また、感染患者の90％以上を小児と40歳未満の若年成人が占め、高齢者患者の報告がほとんどないH5N1型高病原性鳥インフルエンザとは大きく異なる特徴である。

その理由については不明であるが、前章H5N1型の章で述べたような仮説が提起されている。過去に、未同定のH5やH7亜型または類似の鳥インフルエンザが人の世界で流行した際に、高齢者は感染をうけて免疫記憶を獲得している。これらの免疫は、現在の鳥インフルエンザウイルスに交叉性があり反応するが、H5については感染防御免疫として働き、逆にH7については、免疫病理反応（免疫応答によって誘起される強いアレルギー反応と炎症反応）を引き起こす。一方、これらの免疫をもたない小児から若年成人では、こ

図4－4　中国におけるH7N9・H5N1型感染患者の年齢分布比較

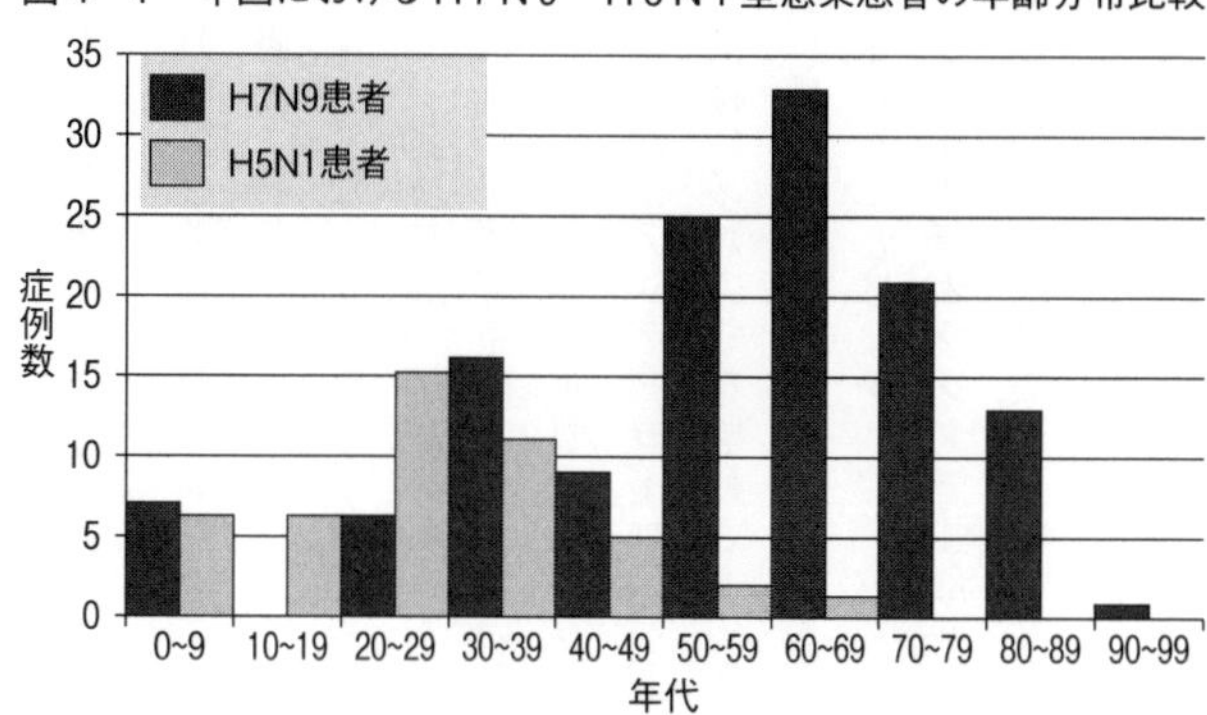

のような現象は起こらないというものである。しかし、あくまでも仮説であり、このような免疫も存在は実証されていない。

Ｈ７Ｎ９型鳥インフルエンザの患者報告では、小児や若年層における不顕性感染や軽症患者を見落としている可能性も疑われるが、インフルエンザ様症状で医療機関を受診した２万人の患者の中で、Ｈ７Ｎ９型ウイルス感染者は６名しか見つかっていない。

また、１３０名のＨ７Ｎ９型ウイルス感染患者との接触者２万人以上が調べられたが、感染した人は確認されていない。ほとんどのＨ７Ｎ９型鳥インフルエンザの感染症例は互いに離れた地域で発生しており、患者同士には直接の接触歴はない。それぞれ別の感染源から感染したと考えられるが、それらの感染源や感染経路は分かっていない。

†注目されることがなかったウイルス

Ｈ７Ｎ９亜型の鳥インフルエンザウイルスは、これまでもアジアからヨーロッパにかけて野鳥（特にカモ）の間で時々検出されている。これらのウイルスは鳥の弱毒型であり、ニワトリなどが感染を受けても発症も死亡もしないので、流行が見逃されていた可能性はある。過去においては、Ｈ７Ｎ９型ウイルスが人に感染した記録はなく、誰もこのウイルスに対して防御免疫をもっていないと考えられるが、実際のところは不明である。

一方、同じＨ７亜型に属する強毒型のＨ７Ｎ１、Ｈ７Ｎ３、Ｈ７Ｎ７亜型の鳥インフルエンザは、アジア、ヨーロッパ、中米などでしばしば家禽の間で流行し、強毒型Ｈ５Ｎ１と同様に多数の鶏を斃死させてきた。しかし、鳥では強毒型であるにもかかわらず、偶発的に感染を受けた患者のほとんどは、結膜炎や軽症の「かぜ」様症状に留まり、大きく注目されることはなかった。

２００３年オランダで強毒型Ｈ７Ｎ７型鳥インフルエンザウイルスが鶏で大流行した際には、約７０名（実際は５００人を超えるとの報告もある）の感染患者のうち１名が肺炎で死亡し、さらに家族２名も感染した。一方、１９９０年代にメキシコで出現したＨ７Ｎ３型強毒型鳥インフルエンザの流行は、メキシコの鳥を中心に続いていたが、人への感染は確認されていない。

10年以上前からWHOは、H5N1型やH9N2型と並んでH7亜型についてもパンデミックの可能性を考慮して、プレパンデミックワクチン候補ウイルス株の開発・準備を進めてきた。しかし、これまでのH7亜型鳥インフルエンザウイルスによる人の病態は軽微であったので、一般には、H7亜型のパンデミックも軽度なものであると予想され、重篤な健康被害をもたらし、最悪のシナリオと想定される強毒型H5N1型鳥インフルエンザウイルス由来のパンデミックに比べれば、優先度は低いと考えられていた。

今回の中国におけるH7N9型鳥インフルエンザが、鳥では弱毒型であるにもかかわらず、感染患者の大半が重篤な肺炎から多臓器不全を起こし、高い致死率を示すことは、このように従来の想定を覆すものである。

3　謎の多い感染プロセス

鳥市場訪問が原因？

感染患者についての疫学調査では、鳥市場への訪問がリスク要因と考えられている。流行地での鳥市場の閉鎖措置により、新たな感染者の発生が有意に減ったことは、これを支持している。しかし、ウイルスに感染した家禽からここで直接に感染を受けたとの証拠は乏しい。

多くの感染者が発生している浙江（せっこう）省での詳細な調査では、多くの患者が発症前に家禽に接触しており、感染者の訪れた鳥市場ではＨ７Ｎ９型鳥インフルエンザウイルスの遺伝子が見つかっていることから、感染した鳥が患者への感染源となった可能性があるとされている。75％の感染患者が発症前の14日間以内に家禽との接触があったとの報告もある。家禽との接触から発症までの期間は平均で約３日であった。しかし、逆に25％の感染者には鳥との接触がなかったことになる。

2013年に実施された鳥市場での調査では、8万羽の家禽の調査において、ウイルスが陽性であったのはわずか鶏と鳩の40羽のみで、それも数カ所の市場に限られていた。さらに、これらの鳥市場に出荷している農場や養鶏場で80万羽以上の家禽を調査したが、ウイルスは検出されておらず、野鳥における調査でも陽性例は野生の鳩の1羽のみであった。その後も、主な感染源が家禽であるとの報告がいくつか公表されているが、明確な結論は出ていない。

鳥市場のウイルス検査では、床、壁や器材表面等から採取した環境サンプルでは、しばしばH7N9ウイルス遺伝子が検出されており、これらがウイルスで汚染されていることには疑いはない。しかし、家禽そのものについてはほとんどがウイルス検査で陰性であり、全ての症例で鳥が直接の感染源であるかどうかは不明である。後で説明するが、これらのH7N9型鳥インフルエンザウイルスが、人をふくむ哺乳動物に感染・伝播しやすく変化していることから、むしろ、鳥市場に出入りしているネズミ、ネコ、イヌなどの小動物がウイルスを保持して汚染を拡げている可能性も考えられる。

感染源と感染経路の解明において、何よりも大きな問題は、鳥におけるH7N9型鳥インフルエンザの拡がりを把握することが非常に困難なことである。H5N1型強毒型の場合には、感染した家禽は発症して、ほぼ100%が斃死してしまうので、すぐに異常に気がつき、適切な対応が迅速にとられる。これに対して、H7N9型鳥インフルエンザでは、ウイルスが弱毒型であるので、感染した鳥は症状を呈さない。ウイルス学的な検査をしない限り、ウイルス感染は検知されないのである。

外見上では異常のない膨大な数の鳥の全てを検査して、その中からウイルスを検出することはほぼ不可能に近い。したがって、弱毒型のH7N9型鳥インフルエンザでは、弱毒型であるが故に、鳥における流行動向の把握が困難を極め、さらに、新型インフルエンザの発生を阻止するための適切な対応をとりにくくしている。

†人から人への感染例

一方、家族内で複数の患者が発生した例が数件報告されている。ウイルス暴露から発症までの潜伏期は、6、7日であった。しかし、限定的な人から人への感染であり、またこれらのウイルスには、より人型に適応した変化は起こっていない。

これまで、患者周囲での感染患者の発生や拡大傾向が認められないことから、WHOは「人から人への継続的なウイルス伝播を示す直接的な証拠はない」としている。もし人から人への感染伝播が起こっているとしても、未だその伝播効率は低く、限定的で、感染者の多くは軽症ないし不顕性感染に留まっていると判断される。

もしそうであるならば、分母となる軽症患者の数が増えるので、実際の致死率は20〜30%よりも大幅に低いことになろう。

✝ウイルス遺伝子の解析

2013年3月31日に中国疾病予防管理センターが公表した3株のH7N9型ウイルスの遺伝子全塩基配列の情報について、国立感染症研究所では直ちに遺伝子情報を解析し、ウイルスの性状を予測してWHO等に報告した。

このウイルスは、中国や東アジアにおいて鳥の間で維持されている3種類の鳥インフルエンザウイルスの遺伝子が交雑してできた、新規の鳥型H7N9型ウイルスであった。これまで人に感染した記録はなく、誰もこのウイルスに対して免疫をもっていないと考えられた。患者分離ウイルスの遺伝子解析からは、これらのウイルスは共通の祖先から2、3系統に分岐していることが示された。各系統のウイルスの抗原性の相違については未だ十分に解析されていないが、ワクチン開発においては、どのウイルス株を用いるべきかの判断が重要となる。

一方、鳥インフルエンザウイルスにおいて強毒型（致死性の全身感染）か弱毒型（呼吸器・消化管表層に限局した不顕性の局所感染）かを規定する最も重要な遺伝子部位（HAタン

図4－5　H7N9型鳥インフルエンザウイルスは、3種類の鳥インフルエンザウイルスの遺伝子の交雑体

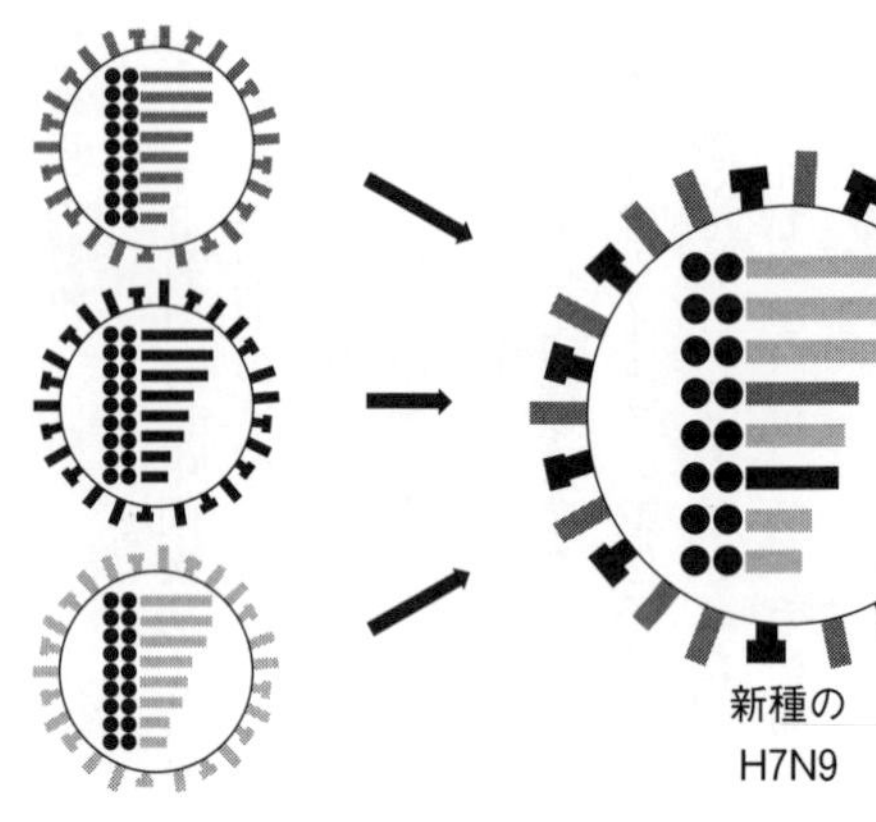

パクの開裂部位）は、強毒型のH5N1型とは異なって、典型的な弱毒型であった。

また、病原性に関わるそれ以外の遺伝子部位についても、人の季節性インフルエンザウイルスを超える変化はなかった。

患者分離ウイルスをマウスやフェレットに感染させると、季節性のインフルエンザウイルスに比べてやや病原性は強い傾向にあるが、このような弱毒型のウイルスが人に感染すると致死率2割を超える重症肺炎を起こすことは、過去のH7亜型ウイルスの経験からは理解しにくいことである。

†「人に感染しやすい」特徴

注目すべきは、このウイルスが鳥よりも人に感染しやすく変化していることである。一般に

鳥インフルエンザウイルスは、人の細胞には感染しにくく、また人の体内では増殖しにくい。「種の壁」と言われるその本体が、分子レベルで明らかにされており、鳥ウイルスが「種の壁」を超えて人に感染しやすくなるには、第3章のH5N1型鳥インフルエンザの説明でも述べたが、2つの重要な遺伝子変異が必要とされている。

まず、ウイルスが標的細胞に感染するには、細胞表面に存在するレセプターに結合する必要があるが、鳥型ウイルスは人の細胞表面にある人型レセプターには結合しにくい。しかし、患者から分離されたH7N9型ウイルスは、特定の遺伝子変異によって、鳥型レセプターに加えて（あるいはそれ以上に）人型レセプターにも結合しやすく変化していた。

次に、ウイルスが増殖するのに好都合な温度は、鳥型ウイルスと人型ウイルスでは異なっている。このH7N9ウイルスでは、ある部位の遺伝子変異によって、人の体温と同じ低温で増殖しやすいように変化していた。

この2つの重要な変化は、その後報告された患者分離ウイルスについても認められている。残りわずかの突然変異が加われば、人から人への効率の良い感染伝播能力を獲得し、より完全な人型に変化して、パンデミックを起こす危険が高いと判断された。

パンデミックを起こす可能性は、H5N1型鳥インフルエンザより高いと国立感染症研究所のリスクアセスメントには評価されている（2014年3月28日現在、「鳥インフルエンザA（H7N9）ウイルスによる感染事例に関するリスクアセスメントと対応」）。

†飛沫感染を起こす?!

H7N9型鳥インフルエンザウイルス（安徽省の患者から分離された安徽1株）のフェレットでの感染実験では、3匹中1匹において、気道由来の飛沫による飛沫伝播が起こることが確認されている。この飛沫感染の伝播効率は、季節性インフルエンザ程には高くはない。しかし今後さらに適当な遺伝子変異が加われば、人を含む哺乳類で、効率良く感染・伝播する能力を獲得する可能性がある。この動物実験の結果からも、H7N9型鳥インフルエンザについては、新型インフルエンザへの危険性の上から注視していく必要がある。

同時期に中国の鳥から分離されたH7N9型鳥インフルエンザウイルスの遺伝子は、患者分離ウイルスのものとよく似ているが、細かく見ると両者の間には違いが認められる。また、すべての鳥分離ウイルスでは、患者のウイルスで認められた2つの重要な変化のうちの1つしか起こっていなかった。個々の鳥のウイルスが、鳥から人に別個に感染した場合には、これらの突然変異の全てが同時に起こる可能性は極めて低いと考えられる。

患者分離ウイルスの全てが既にほぼ人型に変化していることを考えると、H7N9型鳥インフルエンザウイルスは、数カ月前から哺乳動物（人を含む）によって伝播・維持されている可能性が示唆される。すなわち哺乳動物を中間宿主として、多くの人に不顕性ないしは軽症のインフルエンザ様症状で感染が拡がっている可能性もある。ブタ、ネコ、イヌ、ネズミなどの哺乳動物、および人に対するウイルス調査を徹底して実施すべきであろう。

4　危機を防ぐには

†抗インフルエンザ薬は効果があるのか

2003年春に上海市の患者の1人や、同時期に浙江省から台湾への帰国後に発症した患者から分離されたウイルスについては、現在国内で使用されている4種類の抗インフルエンザ薬（ノイラミニダーゼ阻害薬）に耐性であることが示されている。

また、上海市の別の患者を看護した家族が感染した症例報告によると、早期からタミフルが投与されたにもかかわらず、重症肺炎で死亡している。このウイルスの遺伝子塩基配列は公表されていないが、第一例と同じウイルスであった可能性もある。今後、耐性ウイルスがどの程度拡がっているのかを注視してゆく必要がある。

一方、それ以外の大半のウイルス株は全てのノイラミニダーゼ阻害薬に感受性を示しているので、疑わしい患者に対してはこれらの薬剤による早期治療が望まれる。

†今後どうなっていくのか

現在までの中国における疫学的調査・解析結果からは、H7N9型ウイルスは人から人への継続した感染伝播はしていないと評価されている。したがって、2020年6月時点で、現在のH7N9型ウイルスがそのまま人の間で感染を拡大してパンデミックを起こす可能性は低いと判断できる。

しかし、インフルエンザウイルスでは遺伝子の突然変異が非常に頻繁に起こるので、いつでもパンデミックを起こすようなウイルスに変化する可能性がある。その時期を予測することは困難であるが、宿主動物（鳥が有力視されているが、人を含む哺乳動物での不顕性感染の可能性も否定できない）での感染伝播が続く限り、その危険が高まることはインフルエンザウイルス研究者の一致した見解である。

一般に鳥インフルエンザの流行は、人の季節性インフルエンザと同様に、冬季に活発であるが、夏季には低下する。これに一致して人への感染にも季節性があり、2003年以来続いているH5N1型でも認められている。したがって、毎年、鳥（または未知の哺乳類）におけるH７N９型インフルエンザの活動は、夏に向かって下火になり、これに伴って患者発生も自然に減少するものと予想される。しかし、ウイルスの火種が完全に消えるわけではなく、秋から冬にかけて再び活発化して、大規模な患者発生をもたらす可能性がある。だが、これまでの新型インフルエンザでは、春から初夏の季節にその多くが発生している。鳥インフルエンザに由来するパンデミックの出現は、冬季に限ったことではない。

H７N９型ウイルスは、２０１３年春に初めて検出されて以来、中国東部では3回の流行があったが、この間に、各地域に土着している鳥インフルエンザウイルスとの遺伝子交雑を繰り返しており、幾つもの遺伝子グループに分岐しているとの報告がある。

現時点では、これらのウイルスグループの間には、病原性や免疫的な抗原性には大きな違いはないと判断されている。しかし、今後もこのようなH７N９型ウイルスの多様化は進むことが予想されるので、多数のグループのウイルスについて、鳥での流行動向と人への伝播、病原性や抗原性の変化、人型への変化等を解析し、パンデミックのリスク評価を実施し続けなければならない。

これらのことは、検出が困難な弱毒型の鳥インフルエンザウイルスについては容易ではない。さらに、中国では各地の大学や研究所などが互いに競合しながら研究を進めており、情報提供・共有について重複や遅延、欠落も起こるので、全体像の把握も容易ではない。

†日本人は免疫をもっていない

Ｈ７Ｎ９型ウイルスに対しては、ほとんどの人は免疫をもっていないと考えられる。日本国内でも、全ての年齢層でＨ７型ウイルスに対する抗体は検出されていない（図４-６）。現時点では、弱毒型のＨ７Ｎ９型鳥インフルエンザウイルスによる中高年者の重症化機序が不明なので、このウイルスに由来するＨ７Ｎ９パンデミックが起こった際の健康被害の予想やリスク評価はむずかしい。しかし、全ての人にワクチン接種が必要と考えられる。

そこで、２０１３年４月から米国、英国、日本、中国などがワクチンの緊急開発を開始した。しかし、Ｈ７Ｎ９型鳥インフルエンザウイルスのワクチンの開発には課題が多く、その開発・実用には至っていない。

克服すべき大きな問題点は、このウイルス抗原は、人において免疫を誘導する能力が極めて低いことである。これは、ウイルスの存続にとってはより都合の良い変化を遂げていることを示しており、人類にとっては、感染症に対する新たな挑戦課題となっている。

Ｈ７Ｎ９型鳥インフルエンザの感染者は、第２波、第３波と気温の低下する冬季を中心に中国での感染者が報告されている。しかし、２０２０年６月の時点で、人から人へ継続的な伝播は確認されていないが、院内感染が疑われる症例も報告されている。ウイルスの

図4-6　H7N9型ウイルスに対する免疫保有状況調査

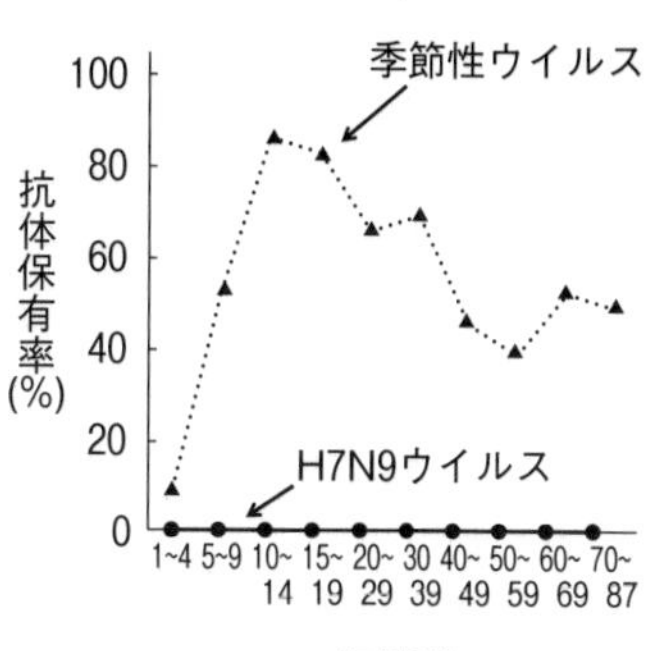

前年に採血した日本人保存血清について、H7N9ウイルスに対する年齢別抗体保有状況を調査した。

日本人は全年齢層で、H7N9ウイルスに対する抗体を全くもっていない。

⇩

パンデミックに備えて、ワクチンの開発を進めておくことが必要。

性状について、患者、鳥、環境から分離されたウイルスの宿主への感染や病原性に主に関わるHA遺伝子とNA遺伝子は、調べられた限りでは、第2波、第3波の分離ウイルスともに、第1波のそれとほぼ変わっていない。

WHOのリスク評価では、H7N9型鳥インフルエンザは、新型インフルエンザの差し迫った状況ではない、とされている。しかし、今後、感染者は増加し続けると予想されるので、新型インフルエンザ・パンデミックに進展する可能性は否定できない。

さらに懸念されることは、H7亜型の弱毒型鳥インフルエンザウイルスでは、H5亜型と同様に、鳥の間で流行中に、HA遺伝子の特定部位に突然変異が生じて、強毒型に変化することである（HAは1〜19型まであるが、そのうち5型、7型は強毒型に変化し強毒型ウイルスが出現することがある）。突然変異は、ウイルス遺伝子の複製回数に応じて生じるので、鳥での流行が拡大し、長期化すれば、それだけ可能性が高まる。これまでの経験では、半年から1年程度で強毒型ウイルスが出現している。しかし、中国では3年近くが経過しても、依然弱毒型に留まっている。これは、鳥の間での流行規模が小さいことを示しており、農村や養鶏場の家禽ではウイルスがほとんど検出されていない状況も、これを支持しているのかもしれない。

今後、もしH7N9型鳥インフルエンザウイルスが強毒型に変化した場合には、大量の家禽が斃死する事態になるだろうから、その検知と対応は容易になるであろう。しかし、現在流行中のH5N1型強毒型鳥インフルエンザと同様に、強毒型のH7N9亜型の新型インフルエンザウイルスによるパンデミックが発生する可能性が出てくるので、より憂慮される状況になると想定される。

したがって、新型インフルエンザについては、被害想定範囲の拡大に応じて、基礎研究の推進、幅広い情報の収集、新規ワクチンや新規抗ウイルス薬の開発研究などの強化とともに、十分な柔軟性をもった事前準備と緊急対応計画の再確立、再検討、及びその改定・更新が、引き続き行われなければならない。

第 5 章

SARS
——21世紀最初の新型ウイルス流行

1　突然に出現したSARSの脅威

†アジアを中心に世界各地で流行

重症急性呼吸器症候群（SARS）は、原因不明の重症な急性肺炎として、2003年にアジアを中心に世界各地で流行した新しい感染症である。21世紀初めての新型ウイルスによる新興感染症の流行となったSARSは、現代の高速大量輸送の波に乗って、グローバル化した国際社会に瞬く間に拡がった。

人の感染症は人の移動とともに拡大する。昔であれば徒歩による移動により、ユーラシア大陸をシルクロードに沿って何年もかけて拡がった感染症（天然痘、麻疹など）も、現在では航空機に便乗して短時間でやってくる。過去であれば、中国南部の風土病に留まっていた可能性の高いSARSが、航空機を介して数日のうちに世界各地に拡散し、同時多発的に流行を起こしたのである。

SARSは、東アジアを中心に32カ国から患者が報告され、2002年11月から200

図5－1　SARS 発生地域

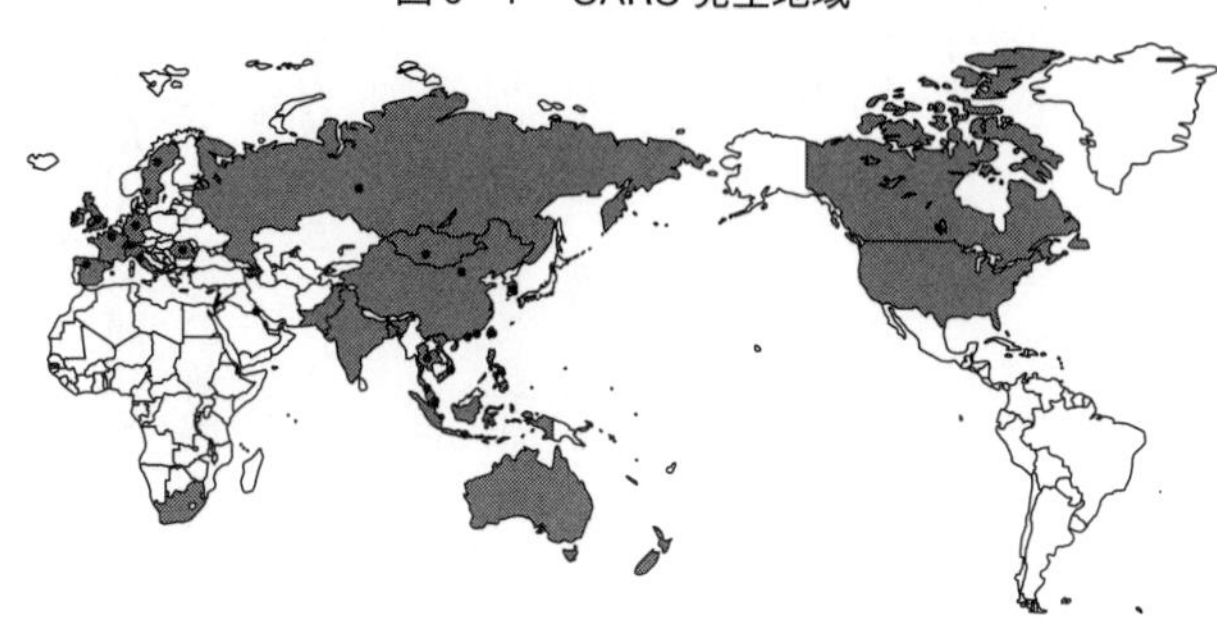

出典：外務省ホームページ（WHO 資料をもとに作成）

3年6月中旬の終息までに確認された感染者は8098人、その内の死亡者は774人となった。致死率は年齢層によって隔たりが大きいが、平均すると9・6％である。

近隣諸国がSARSの流行地域となっていた日本においても、いつウイルスの国内侵入が起こり、流行が始まってもおかしくない切迫した状況にあった。連日大きく報道され、空港・港湾での検疫も強化された。行政は感染症の専門病院と連携を取り、もしも当該地区で感染者が発生した場合の隔離・入院施設を整える等の準備に追われていた。

また、行政担当者、関係各所の担当者のみならず、日本社会全体が、一種の緊張状態にあった。幸いにもSARSは日本では感染者を出すことはなかったが、10年以上の時間の経過とともに、現在ではその記憶も失われつつある。

しかし、以下に述べるように、ＳＡＲＳが再び発生、流行を起こす可能性は否定できない。また、この間にＳＡＲＳの予防ワクチンも特異的に働く治療薬も開発されていない。未だ我々は、この新興感染症への有効な対策のカードをもっていないのだ。

✝近縁のMERS

一方で、２０１２年からは、ＳＡＲＳウイルスの近縁ウイルスによるＭＥＲＳ（マーズ）が中東地域で発生し、現在も流行を続けている。次章で詳しく述べるが、２０１５年の5月には、韓国にも流行が飛び火して、政権をも揺るがす大問題となったことは、記憶に新しい。このＭＥＲＳのウイルスも、人から人への伝播効率を上げるなどの遺伝子変異を起こせば、ＳＡＲＳ同様に世界全体で大流行する感染症に変貌するリスクがある。

これらの現状を踏まえ、本書ではまず、ＳＡＲＳの記憶を風化させず、その教訓を今後次々と起こるに違いない多くの新興・再興への準備・対応に活かすために、その発生から、流行と終息までの経緯、そしてＳＡＲＳウイルスの特性、疾患の症状、予防などについて、現在までの知見を合わせて説明する。

2 2003年の流行経緯

†謎の重症肺炎の発生

2003年2月。

2002年11月から中国広東省で非定型性肺炎が発生し、2003年2月からは多数の死亡者が出ているという未確認の情報やうわさが、さまざまなルートを通じて流れていた。非定型性肺炎とは、ペニシリンが効かないクラミジアやマイコプラズマなどの特殊な細菌による肺炎のことだ。2月初旬になると、香港では、この原因不明の肺炎流行について多くの報道がなされ、新型インフルエンザの出現かとの不安を招いていたのである。

これに関して、WHOは中国に対して、再三にわたって情報提供を求めたが、この問い合わせに対する詳しい説明はなかった。中国衛生部は数回にわたって、流行が懸念される現地に調査団を派遣するなどの対応をとったが、この時点では、中国政府にとっても、まだ、それほど重大な問題とは認識されていなかった。

その後、広州などにある各国の在外公館からも、現地での肺炎流行の情報とそれに伴う騒動が本国へ報告されるようになり、国際社会からも、情報提供がより強く中国政府に求められることとなった。このような中、ようやく2003年2月14日になって、中国政府は初めて広東省における非定型性肺炎の流行を認め、その病原体はクラミジアであり、すでに流行は沈静化していると発表した。しかし、このときすでに起こっていた医療機関での院内感染の拡大などの重要な情報の開示はなされなかった。

†新型インフルエンザ出現への危惧

一方、香港。

当時、香港では2002年12月よりH5N1型高病原性鳥インフルエンザが水鳥の間で流行しており、公園や動物園でサギやフラミンゴなどが感染死を起こしていた。香港では、1997年に感染者18人その内の6人の死亡者を出したH5N1型鳥インフルエンザの人での感染発生を教訓として、この鳥ウイルスへの監視態勢が強化されていた。

そのような中で、心配される事態が起こった。

2003年2月初めに、旧正月春節での訪問先の中国の福建省から広東省経由で香港に帰国した家族の内で、親子（父と息子）が呼吸器症状を呈して入院。父親は肺炎で死亡し、重症の息子からはH5N1型鳥インフルエンザウイルスが分離されたのだ。さらに、8歳の娘はすでに中国現地で、肺炎を起こして死亡していたことも判明した。この亡くなった娘から父と息子へ感染伝播したのが、H5N1型鳥インフルエンザウイルスであることが強く疑われたのだ。

中国広東省では、H5N1型鳥インフルエンザウイルスが多数の重症肺炎患者を発生させているのか？　さらにそれが進行して、この鳥型ウイルスが既に人から人への伝播力を獲得して、H5N1型強毒型新型インフルエンザが発生したのではないか？　いずれにせよ、この強毒型鳥インフルエンザに由来する新型インフルエンザが、世界的な大流行へ進展することが強く危惧される緊迫した事態となった。

このため、WHOは強い危機感から警戒警報を出し、H5N1型新型ウイルスに対するワクチンの開発を緊急に開始したのだ。このように、後に新しいコロナウイルス（本章3節参照）が同定されて、21世紀初めての新興感染症の流行として世界を震撼させたSARSは、当初は新型インフルエンザの出現が疑われ、それへの対応がとられたのである。

この重大な事態に際して、WHOは中国に専門家を派遣して、この「非定型性肺炎」に関する詳しい情報提供と、WHOの調査団を受け入れるようにさらに求めた。

しかし、北京での交渉が難航している最中に、ベトナムのハノイから重大な第一報が入った。

†ハノイからの非定型性肺炎の第一報

それは、2月28日、ベトナム・ハノイのWHO事務所のカルロ・ウルバニ医師によるもので、香港からハノイを訪れた中国系米国人ビジネスマンが非定型性肺炎にかかり、ハノイのフランス系病院に入院中であり、すでに重体という報告であった。この時点では、香港からH5N1型新型インフルエンザが国外に拡がった可能性がまず疑われ、すぐさま患者から検体を採取して、ウイルスの同定が行われることになった。この患者は、後に香港の病院に転送され、死亡している。

ウイルス検査用検体を採取したウルバニ医師は、この人工呼吸器をつけた重症患者からの気道分泌液の採取には苦労したようで、その際に自身が感染を受けた可能性がある。ウルバニ医師は、後にSARSを発症して、死亡した。彼はマラリアの専門家であったが、このハノイの第一例を重大な疾患と認知してWHOに報告し、同時にベトナム政府に対してWHOへの支援を説得したことで、後に起こってくる病院内でのSARS感染拡大への封じ込め対策の早期実施に大きな貢献を残した。

こうして、採取された検体は、即座に研究所に送られ、H5N1型鳥インフルエンザウイルスをはじめとして、さまざまな既知の呼吸器感染の原因となる病原体の検査が開始された。しかし、その全てに対して陰性の結果となった。これにより、ハノイの中国系ビジネスマンの患者は、未知の病原体による重症肺炎の可能性が出てきた。そして、3月に入ると、この患者の入院するフランス系病院では、多数の病院職員が同様の重症肺炎を発症する事態となっていたのだった。

その後、ハノイから人口の多い都心部への流行拡大も懸念された。当初は病原体も不明で、治療薬もワクチンもない状況にもかかわらず、ベトナム政府の強い指導力と国際協力の下で、重症肺炎に関する情報提供、発生報告、検疫、隔離、行動制限、消毒などの、感染爆発に対する古典的な基本原則に則った対応が適切に行われて、早期に流行の終息を見ることとなった。

ハノイの第一例患者と同時期に、香港でも最初の重症肺炎の患者が発見された。その後、複数の病院の医療従事者や入院患者にも同様の肺炎が多発する事態となっていった。いずれもH5N1型インフルエンザの可能性は否定されたが、病原体は不明のままだった。

一方、同じ香港のホテルに宿泊してシンガポールに帰国した3名も重症肺炎を発症して入院した。この入院先の医療機関で院内感染が発生し、市中への流行が拡大した。カナダのトロントでも香港から帰国した中国系カナダ人が死亡して、トロントでの流行の起点となった。さらにシンガポールでの入院患者を診療した医師が、家族とともにニューヨークでの国際会議に出席後、帰路の航空機内で発症して、フランクフルト空港において隔離、入院となった。

†たった1人から各地に拡散

その後の疫学調査で、この香港と各国での非定型性肺炎の患者との接点が明らかとなった。世界各地に拡散した非定型性肺炎（後にＳＡＲＳと命名される）は、すべて、香港のメトロポールホテルに宿泊した1人の宿泊客から、同ホテルの宿泊者・訪問者に感染したものだった。この客は、広東省の病院で非定型性肺炎（中国の肺炎も後にＳＡＲＳと確定する）の患者を治療していた医師であり、患者と濃厚な接触歴をもっていた。そして、香港滞在中も、激しい咳と高熱を出していたのだ。その後、彼はＳＡＲＳと診断されて香港の病院で死亡している。

実にこの医師と同じ日に同じ9階のフロアに宿泊した12人が感染していた。そして、彼らがその潜伏期に航空機で移動して、世界各地にほぼ同時にＳＡＲＳを拡散させていたことが判明した。先のハノイの第一例のビジネスマンも、香港でこのホテルの9階のフロアに宿泊していた1人だった。ハノイの患者と広州からの医師が同じ9階に宿泊したのは、たった1日だった。

このホテルの別の階に宿泊していた客や従業員には、不思議なことに感染者が出ていない。このとき、別の階には日本人団体客が宿泊していたが、日本人団体客に感染が及ばなかったのは不幸中の幸いであった。もしもこの団体客が同じ9階に宿泊していれば、感染者が出て、日本もSARS流行地となった可能性が高い。

さらに、この香港のホテルの部屋に広州の医師を訪ねた男性が肺炎を起こして、香港の病院に入院した。ここで多数の医療従事者に感染を拡げて院内感染を引き起こしたのだ。この間に、この病院で人工透析を受けた外来患者が感染を受けた。その後、彼の兄弟の住むアモイガーデンマンションに滞在したことで、このマンションの住人に集団感染を起こす。アモイガーデンマンションの住人1500人の中で213人が感染し、ここから香港の市中へと感染が拡大することになったのだ。

その後、香港のホテル宿泊客によるベトナム、シンガポール、カナダへの直接の拡散に引き続き、香港での市中感染に由来する新たな国外への感染伝播が起こり、3月上旬から、中国本土、台湾、マカオ、モンゴル、フィリピン、米国など32カ国へと急速に拡大した。

日本においては、台湾から関西地方を訪れた観光客が、帰国後にSARSウイルス感染者であったことが判明して、大騒ぎとなったが、幸いにも国内感染者は発生しなかった。

香港はじめ流行地から多数の渡航者が入国する日本において、感染者が発生しなかったのは、奇跡と言われている。

†WHO・中国の対応が本格化

一方で、2月中旬から中国広東省では非定型性肺炎の流行も加速していた。しかし、この時点では、香港や世界各地での重症肺炎患者の流行と中国での非定型性肺炎との接点は不明のままであった。

そのような中で、WHOは世界各地での感染患者の急増を受けて、2003年3月12日に、この感染拡大している病原体不明の感染症を、重症急性呼吸器症候群（Severe Acute Respiratory Syndrome：SARS）と命名し、症例定義を示して各国に患者発生数の報告を求めた。これまでの流行発生状況から、特に家族内感染と院内感染への注意が喚起された。続いて、航空機や船舶等におけるSARSの感染防止ガイドライン等の緊急対応が次々と示された。

この事態になって、中国政府はWHOからの調査団の受け入れを認め、3月23日に広東省での非定型性肺炎に対する調査が開始された。これによって、広東省の非定型性肺炎はSARSであることが結論づけられ、SARSの流行が2002年11月に広東省で始まったことがほぼ確実となったのである。11月以降、中国からこのＳＡＲＳが世界に拡大していったのだ。

3月26日、中国政府はＷＨＯへの全面協力を表明し、患者人数を感染者792人、死亡者31人と大幅に修正して発表した。4月2日、ＷＨＯは香港と広東省への渡航延期を勧告した。このような渡航延期勧告は、ＷＨＯにおいても初めてのことである。21世紀の感染症においては、経済的な影響よりも感染症拡大阻止を優先させることの重要性を示したものである。

この間に、ＷＨＯの世界インフルエンザ研究ネットワーク（後にＳＡＲＳ研究ネットワークに再編）では、ＳＡＲＳの病原体の特定が精力的に進められていた。3つの病原体が最終候補として絞られており、その特定が緊急課題となっていた。後述するように、4月1日の電話会議において、新たなコロナウイルスがＳＡＲＳの病原体であることがほぼ確定し、4月16日にＷＨＯが正式に公表するとともに、検査方法や標準試薬等についても情報提供を行った。

4月中旬にＳＡＲＳの流行が北京を中心にさらなる拡大を見せ始めたため、2003年4月20日、中国政府はＳＡＲＳ対策を国の最重要施策と位置づけ、これまでの感染症対策責任者を更迭し、今後は国際社会への情報公開を進めることを表明した。この背景には、

SARSへの初期対応における隠蔽体質と迅速な対応を阻む官僚機構に対する厳しい国際的批判が作用したと考えられる。

以降、中国政府は保健領域において積極的な情報共有と国際協力態勢をとるようになっている。2013年2月に発生した人におけるH7N9型鳥インフルエンザの流行初期に際しては、過剰とも思える政治的対応をして、世界に強くアピールしている。

†流行の終息へ

SARSが世界的大流行に進展する危惧が生じると、4月中旬に感染患者数が急増してきた北京では、市の3分の1にも及ぶ広い地域が封鎖され、3万人を対象とする大規模な隔離、移動・行動制限、検疫などが実行された。人の集会は流行を促す原因となるため、結婚式、葬儀までも禁止となる徹底的な対策がとられた。

こうして、5月に入ると、SARSはまずベトナムで終息し、シンガポール、香港、北京でも拡大に歯止めがかかってきた。しかし、カナダのトロントでは終息宣言の後に再び感染者が発生した。一方、中国の農村地帯、台湾では感染がさらに拡大していった。

WHOの勧告によって、香港などで感染疑いの人に対する出国禁止措置などが取られたことで、航空機による感染者の国境を越えての拡散は抑えられた。また、流行地でも強力な防疫対策や患者隔離、接触者の行動制限などの措置がとられた結果、6月中旬には新規の患者発生はなくなった。そして、一カ月後にはWHOによるSARS流行の終息が宣言された。

同年末には、中国南部で数人のSARS患者が報告され、SARS流行の再現と心配されたが、いずれもそれ以上の感染拡大は無く、局所で封じ込められた。それ以後は、SARS患者の発生もSARSコロナウイルスも検出されていない。したがって、本来の宿主動物から遺伝子変異によって人に適応した新種のSARSコロナウイルスは、自然界からは消滅したと考えられている。

3 SARSの正体

†SARSコロナウイルスの発見

前述のように、当初中国は、2002年11月以来中国広東省で流行している非定型性肺炎に関するWHOの問い合わせに対して、細菌の一種クラミジアの感染が原因との返答をしていた。しかし、クラミジアならば抗生剤が効くはずである。中国側が根拠とした電子顕微鏡写真については、3月下旬にWHOのSARS研究ネットワークの電話会議において、クラミジアの可能性が否定されている。

一方、年が明けた2月初旬に広東省経由で香港に戻った家族内に起こった重症肺炎については、H5N1型鳥インフルエンザウイルスの感染が強く疑われたが、SARS患者からは検出されなかった。香港中文大学の研究チームからは、メタニューモウイルスが常に分離されると報告され、これがSARSの原因と主張された。

しかし、これに対する反論も強かった、3月27日には香港大学の研究グループが、新種のコロナウイルスを分離したと発表し、病原体特定の条件とされるコッホの三原則に適合すると説明した。これらの結果に基づく議論を経て、4月1日にWHOは、この2つの病原体の可能性を否定はできないが、コロナウイルスが主な原因との見解を公表した。

実は、彼らは2月末までにこの新しいコロナウイルスを分離しており、その結果を論文として投稿していたという。論文が受理されるまで、WHOのSARS研究ネットワークに対してもこの重要な情報を隠していたことは、国際的対応を遅らせたとして、後に批判を浴びることになる。

WHOの発表に続いて、WHO・SARS研究ネットワークのドイツ、米国、オランダの研究グループが、新しいコロナウイルスをSARSの病因として支持する旨の研究結果を発表した。最終的に、中国と香港中文大学から新種のコロナウイルスについての同意が得られ、4月16日にWHOにより新種のコロナウイルスがSARSの原因として確認され、「SARSコロナウイルス」と命名された。

SARSコロナウイルスは、既知のコロナウイルスとは異なる新しいウイルスであった。第1章でも述べたが、コロナウイルスは、これまでに人やさまざまな動物を宿主とするウイルスが発見されている。人のコロナウイルスでは、かぜの原因となる2種類のヒトコロナウイルスが報告されていた。咽頭からの飛沫感染で伝播し、鼻腔や咽頭の炎症に留まり、肺炎を起こすことはない病原性の低いウイルスである。したがって、ヒトコロナウイルスは、これまで臨床上からも重視されることはなかった。

しかし、SARSコロナウイルスは、人にウイルス血症を伴う全身感染を起こし、重症肺炎と腸管感染をもたらした。主な感染経路は、感染者の気道分泌物に含まれるウイルスによる飛沫感染である。飛沫が手に付着することで、接触感染も起こる。糞便からも長期間にわたってウイルスが排出されるので、これが感染源となることもある。

†SARSの病態

SARSは平均5日（2〜20日）の潜伏期を経て発症する。突然の38度以上の発熱、咳、息切れ、呼吸困難などの呼吸器症状が出る。全身の筋肉痛や下痢などの消化器症状もしばしば起こる。この段階では、SARSに特徴的な症状はなく、臨床症状からはインフルエンザなどとの区別はむずかしい。

SARSコロナウイルスは、潜伏期にはほとんど排出されず、発症後3、4日はウイルスの排出量が少ないために感染源とはなりにくい。しかし、5日目以降からウイルス排出量が増え、咳、痰、呼吸困難、下痢の症状を呈して、感染源となる可能性が高くなる。重症となると、急速に呼吸窮迫や血中の酸素飽和度が低下して、人工呼吸器が必要となる。胸部のX線写真では擦りガラス状の肺炎像を示す。

SARSの平均致死率は9・6％であったが、高齢者では高くなる。心臓や肝臓、糖尿病などの慢性基礎疾患をもっている人では重症化しやすい。小児では軽症で終始する傾向があると考えられる。

†スーパースプレッダー

ＳＡＲＳでは、多くの場合、患者1人から1〜3人程度への小規模な感染伝播が起こっていたが、強い感染力をもつ「スーパースプレッダー（Superspreader）」の存在がＳＡＲＳの拡大を促したことが指摘されている。1人の患者から30人以上に感染を拡げた事例もあった。このスーパースプレッダーは、糖尿病などの基礎疾患を持ち、免疫力の低下のために体内でのウイルスの増殖を抑えきれず、長期間にわたって大量のウイルスを排出し続けていると考えられている。

広東省から香港にＳＡＲＳコロナウイルスを持ち込んだ第一例の医師が、このスーパースプレッダーであった可能性が高い。このスーパースプレッダーが国際的なホテルに宿泊して、大量のウイルスを排出したことで、多くの感染者が発生し、ＳＡＲＳコロナウイルスが世界各地に拡散していく原因になったのだ。

２０２０年6月現在、ＳＡＲＳに対するワクチンは未開発であり、ＳＡＲＳコロナウイルスに特異的な治療薬もない。現時点では、もしも再びＳＡＲＳと同様のウイルスが新しく発生すれば、症状に対しての対症療法に留まるを得ない状況にある。これは現在問題となっている新型コロナと同様である。

†どこからやってきたのか

SARSコロナウイルスは、人類にとって未知のウイルスであった。しかし、自然界にはそのような未知のウイルスや病原体がたくさん存在しているに違いない。SARSは、本来の宿主動物（中国南部のコウモリと推定されている）と共存していたコロナウイルスが、偶発的に宿主を乗り換え、人という新しい宿主に侵入して流行した新しい感染症であったと推定される。中間宿主として、ネコ科のハクビシンが疑われているが、その意義づけについての結論はでていない。いずれにしても、動物のコロナウイルスが人に乗り換えたときに、人に対してSARSという重症肺炎を起こす新興感染症として出現したのだ。

中国南部では、家畜や家禽のみならず、さまざまな野生動物を食材とする食文化がある。最初のSARS患者は、このような野生動物の取扱者であったとの情報もあった。調理や販売などの作業の中で、この動物のウイルスに暴露される機会が発生する。このような職種の人の血清調査では、SARSコロナウイルスに対する（または、類似ウイルスに対する）抗体をもつ人が20％に達していた。野生動物から感染を受けても、軽症、もしくは不顕性感染で終わった可能性も高いと考えられる。

香港のアモイガーデンでの集団感染・流行においては、SARS患者の飼い猫の50％に患者のウイルスと同じコロナウイルス遺伝子と抗体が検出されており、ネコがSARSコロナウイルスに感受性をもち、不顕性感染を起こしたことが示されている。広東省の、生きた動物を食材として売る市場では、ジャコウネコやタヌキなどから、同様のウイルス遺伝子と抗体が見つかったとの報告もある。これらの多くの動物の間で、SARSコロナウイルスが感染・伝播していた可能性が示唆されている。サル、ネズミ、ネコ、フェレット、ハクビシンなどでの感染実験では、多くの動物がSARSコロナウイルスの感染を受けて、ウイルスは肺の中で増殖するが、発熱や肺炎は起こさないことが示されている。予想以上に多くの動物が、自然界では不顕性感染を起こしていたことが推定される。

その後の研究では、SARSコロナウイルスの起源は、前述の通り、中国南部のコウモリを自然宿主とするウイルスと推定されている。このコウモリのウイルスが、遺伝子の突然変異によって人から人に効率良く感染・伝播できる変化を遂げて出現したと考えられる。

以前にも、このような突然変異で生まれたウイルスが、何回もヒトに感染、伝播した事例はあったと考えられる。しかし、過去においては、いずれも地域に限定した風土病として終始していたと推定される。

†今後も注意が必要

２００２年11月に出現したＳＡＲＳコロナウイルスは、翌年には人で大きな流行を起こしたが、１年後には自然界から消滅したと考えられている。しかし、今後も無症状の宿主動物から、いつまたＳＡＲＳコロナウイルスが人の社会に再出現しても不思議ではない。

さらに、人の移動が距離、スピードともに飛躍的に高まった現代では、このようなウイルスの流行地域が急激に拡大して、短期間に世界中に飛び火する可能性がある。特に、人口が過密化した都市に侵入した場合には、咳やくしゃみの飛沫感染で伝播するＳＡＲＳの感染拡大の速度は速く、世界各地で同時大流行を起こす危険性をはらんでいる。

２０１２年以来、今度は中東地域を中心に、中東呼吸器症候群（ＭＥＲＳ）と命名された重症肺炎を起こす新型コロナウイルスが出現し、流行を続けている。このＭＥＲＳコロナウイルスは、ＳＡＲＳコロナウイルスと近縁のウイルスで、同様にコウモリが起源のウイルスと考えられている。２０１５年５月に韓国で多数の感染者が発生し、日本でも大きな関心をもって注視された新興感染症である。次に、今も感染者が発生し続けている、この中東地域発の新型コロナウイルス感染症について、そのリスクを考えてみよう。

第 6 章
MERS
——中東の風土病がアジアを震撼させる

1　韓国や中東での感染拡大

†韓国で突然の流行

2015年5月。突然、韓国でMERS（マーズ）という中東を起源とする感染症が発生し、約2カ月の流行で186人もの感染患者と38名の死亡者が出た。地理的にも近く、交流の激しい韓国での流行拡大は、日本でのMERSに関する報道を一気に過熱させた。このMERSという新興感染症の問題点について説明する。

MERSは、2012年に見つかった新型コロナウイルスによる急性の呼吸器感染症で、前章で詳述したSARSコロナウイルスの近縁のウイルスである。

2013年5月、国際ウイルス分類命名委員会により、Middle East Respiratory Syndrome Coronavirus（MERS-CoV）と命名された。日本では、ウイルスの名称は、MERSコロナウイルス（マーズコロナウイルス）、感染症名は中東呼吸器症候群（MERS・マーズ）とされている。

図6－1　MERS発生地域

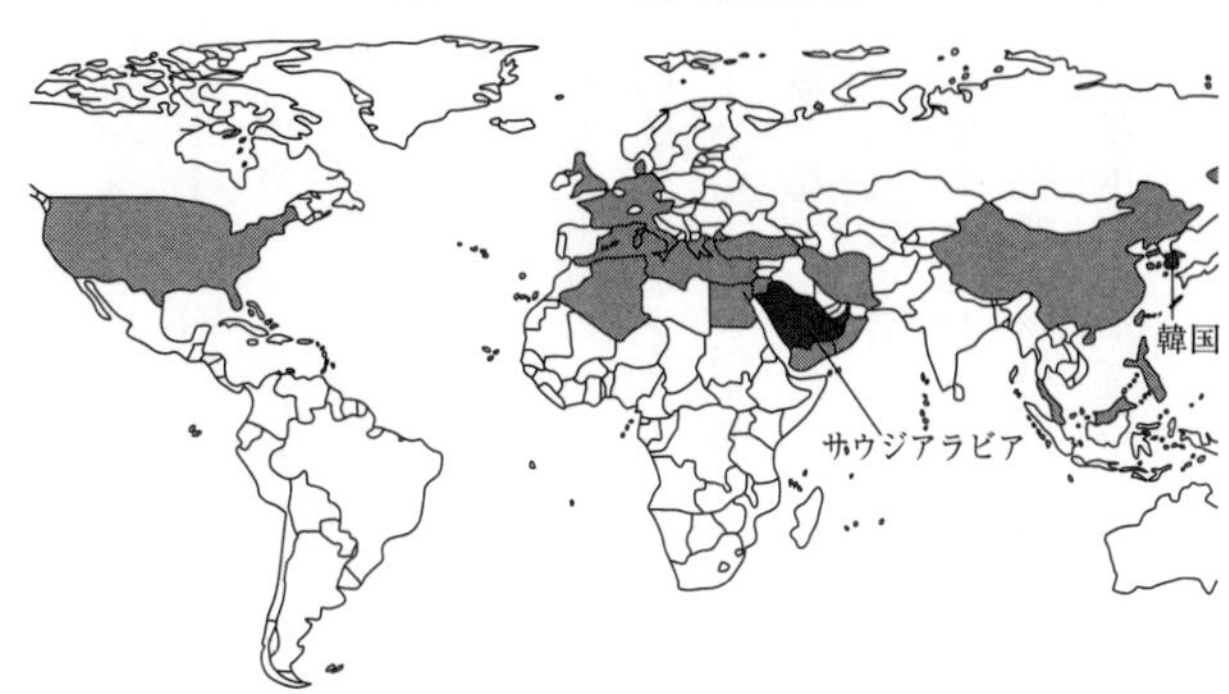

出典：WHOホームページをもとに作成

ＭＥＲＳは、２０１２年サウジアラビアでの第一例の確認以来、アラビア半島やその周辺地域を中心に患者の発生報告が続いている。中東地域からヨーロッパ、米国、マレーシア、フィリピン、韓国等の遠隔地へ移動した感染者を含めて、これまで世界でウイルス検査により確定された感染患者が２４９４人、死亡者は少なくとも８５８人という報告がＷＨＯになされている（２０１９年11月末現在）。出現後数年が経過し、すでに多くの感染患者が発生しているにもかかわらず、ＭＥＲＳについては、多くの不明な点が残されている。これが、中東のみならず、２０１５年春に流行が拡大した韓国における適切な対応を困難にした。

その主な理由は、アラブ諸国が、文化的背景の相違等から、欧米中心の国際保健対応に対する情報共有や共同研究に、必ずしも積極的に協力していない点にある。WHOによるMERSの命名に対しても、中東を特定しているとして、不快感が表明されている。

2014年の西アフリカにおけるエボラウイルス流行の陰で、注目されることはなかったが、中東においてMERS感染患者は繰り返し出現し続けており、ヨーロッパ、米国、マレーシア等でも輸出例が報告されている。しかし、幸運にも、2003年のSARS流行とは異なって、これらのMERS輸入国では二次感染による感染拡大は起こってこなかった。

しかし、韓国においては、2015年5月20日にバーレーンから帰国した68歳の男性を最初の感染患者として、院内感染が急速に拡大し、感染者186人、その内38人が死亡し(致死率20%)、延べ1万2000人を超える人がウイルスに暴露した疑いがあるとして隔離対象となった。

この最初の患者には、最多の感染者を出しているサウジアラビアやアラブ首長国連邦での滞在歴があった。しかし、MERSコロナウイルスの人への感染源とされているヒトコブラクダや他の感染者との接触歴はなく、その感染経路は不明である。ラクダや感染者からの直接的な感染ではなく、市中でウイルス伝播が起こっていることも懸念される。

†中東の大都市で発生が続く新興感染症

ＭＥＲＳは、２０１５年秋冬にも、サウジアラビアを中心とした中東で、感染者の発生が続いている。現在、報告されている地域は、中東の都市が中心である。確認された感染者の多くは重症で致死率は高いが、その背景には大勢の軽症者や、感染しても症状の出ない不顕性感染者が居ると想定されている。そして着目すべきは、重症となっている人の多くが中高年以上であるという現象である。

中東では急速に都市化が進み、その高層ビルを備えた街で人々が近代的な生活を送るようになった。ＭＥＲＳコロナウイルスは、ヒトコブラクダがウイルスを人に伝播させると考えられているが、中東でこのような都市化が進む以前には、人々は村で幼小期からラクダと密着した生活をし、その環境下で幼いうちにＭＥＲＳコロナウイルスに感染する機会を得ていた可能性がある。そうして、小児期に初感染を受ければ、ＭＥＲＳは軽症の、あるいは不顕性の、取るに足らない病気で終始していたと考えられる。

都市の生活では、ラクダと接触する機会のないままに成人し、大人になってからＭＥＲＳウイルスに初めて感染するようになると、宿主側の強い免疫応答により、ＭＥＲＳという病気は重症化しやすく問題となったのではないか。このような経緯が、これまでの症例から示唆される。そして、２０１２年から、この新しい重症肺炎が多発するようになり、ＭＥＲＳと命名されて、大きな問題として表面化したと考えられる。

さらに中東の風土病的なＭＥＲＳが、航空機による人の往来によって飛び火し、遠くアジアで多くの患者を発生させた。ＭＥＲＳについて特に懸念されることは、流行の中心地であるサウジアラビアには、イスラム教徒にとっての聖地があり、毎年３００万人を超える巡礼者がここを訪れることである。巡礼者が感染してウイルスを故国に持ち返り、流行を拡げる可能性が危惧されている。新しく認識された〝新興感染症〟である〝ＭＥＲＳ〟という感染症は、このような21世紀の社会的な背景が色濃く反映している。さらなる流行拡大の状況にあるとの思いが杞憂であることを祈らざるを得ない。

2　新型コロナウイルスの脅威

✝新型コロナウイルスの流行拡大の危険性

本書にもくり返し登場しているが、コロナウイルスは以前から知られていたウイルスである。さまざまな動物にはその動物特有のコロナウイルスが存在し、気管支炎、下痢、脳炎などの多彩な症状を起こしながら、その動物集団の中で維持されている。これまで、イヌ、ブタ、ネコ、ウシ、ラクダ、ニワトリ、そしてヒトを宿主とする十数種のコロナウイルスが分離・発見されている。

ヒトのコロナウイルスは、普通の「かぜ」の病原体の15%を占める身近なウイルスであるが、通常患者が重症化することはなく、特別の対応をとる必要のない病原体である。このため、コロナウイルスは、2003年のSARSの発生と流行が起こる前までは、公衆衛生上の大きな問題になるとは想定されていなかった。

コロナウイルスは、通常、動物の種を超えて感染を起こすことはほとんどない。しかし、SARSコロナウイルスや今回のMERSコロナウイルスは、種の壁を超えて人に感染して重症肺炎を起こしたのである。

SARSコロナウイルスはもともと動物（中国南部のコウモリと推定されている）のウイルスであったが、ウイルス遺伝子に変異を起こして、人に感染し、さらに人から人に容易に感染伝播するように変化して、流行を起こした。MERSコロナウイルスも、同じように遺伝子の変化を起こして人の間で流行する危険性があるとして、WHOは、2013年に最初の感染患者が報告されて以降、警鐘を鳴らし続けてきたのである。

†MERSコロナウイルスはどこから来るのか

　MERSコロナウイルスは、これまで人以外にも、ヒトコブラクダやコウモリから検出されている。ウイルスの遺伝子に基づく系統樹解析からは、コウモリのウイルスが起源と推定されている。アフリカ南部のコウモリで検出されたコロナウイルスとは、遺伝的にも非常に近い。しかし、コウモリは人との直接的接触はほとんどなく、人へのMERSコロナウイルスの感染源としては考えにくい。

　そこで、人と接触する可能性があるさまざまな動物について、血清抗体調査が行われた。その結果、アラビア半島南東端のオマーンで調べたヒトコブラクダのほとんどがMERSコロナウイルスと強く反応する抗体をもっていた。また、大西洋のスペイン領カナリア諸島やエジプトのラクダの一部でも抗体が検出された。現在では、中東に生息するヒトコブラクダのほぼ100%の血清に、MERSコロナウイルスと反応する抗体が見つかっている。血清抗体は近縁のウイルスとも交叉反応を起こすので、抗体検査のみでは結論は出せないが、多くのヒトコブラクダがMERSコロナウイルス（または近縁ウイルス）に感染した経験をもつことを示唆している。

　ヒトコブラクダに対するMERSコロナウイルスの経鼻感染実験では、感染したラクダは鼻かぜの症状を呈し、多数の感染性ウイルスが35日間にわたって咽頭に存在したことが報告されている。また、ミルク、尿などにもウイルスが検出されるので、多くのヒトコブラクダは生後すぐに感染を受けて、不顕性感染から軽症の呼吸器感染を起こしていると考えられる。

一方、ヒトコブラクダから見つかるMERSコロナウイルスの遺伝子と、その地域のMERS感染者から見つかるMERSコロナウイルスの遺伝子の特徴が一致することは、ラクダから人へMERSウイルスが伝播・感染したことを強く示唆している。また、中東の流行地における人の血清抗体調査の結果では、ラクダ飼育者にMERSウイルス抗体保有率が有意に高いとの報告もある。

このような知見から、中東におけるヒトコブラクダが、MERSコロナウイルスの人への中間宿主であることが強く疑われている。ラクダと濃厚に接触する中東地域の人が、ウイルスの感染を受ける可能性をもつと考えられている。

MERSコロナウイルスは、ラクダには軽症のかぜ症状を起こすに過ぎない病原性の低い病原体ではあるが、動物の種を超えて人に感染した場合には、40%の致死率を示す重症の肺炎を引き起こすと考えられる。しかし、ラクダ業者を含む抗体保有者の多くは、過去に重症肺炎を起こした既往を持たないので、軽症に終始する場合も多いと推定されている。

なお、日本国内の動物園などで飼育されているヒトコブラクダは30頭程度であるが、MERSコロナウイルスやウイルス遺伝子は検出されていない。

さらにMERSコロナウイルスは、ヒトやサル等の霊長類、ラクダ、ウマ、ヤギ、ブタやコウモリ由来の細胞培養に、実験室内で感染できることが報告されている。ただし、動物実験に最もよく使われるマウスやラットは感染を受けにくく、動物感染モデルを用いた研究のネックとなっている。このようにMERSコロナウイルスの宿主域が広い可能性があることから、今後、もしも日本において流行が拡大したような場合には、家畜等の感染にも注意を要し、念のための検査が必要であろう。

では、MERSコロナウイルスは、中東において、どのような経路でラクダから人へ感染するのだろうか。

†人への感染経路

中東においては、ヒトコブラクダのミルクを飲んでMERSウイルスに感染したと考えられる事例が報告されている。2014年にサウジアラビアで感染したマレーシア人は、ラクダのミルクを飲んだ後、8日目にMERSを発症した。

さらに同年、サウジアラビアからも、ラクダのミルクを飲んでMERSを発症したと考えられる感染事例が4例報告されている。ラクダの唾液・分泌物、尿等にもウイルスが排出されるので、これらによる接触感染や飛沫感染、経口感染も強く疑われている。MERSが発生している中東地域を訪れる場合には、未殺菌のミルクや生肉等を摂らないように注意し、ラクダ等の動物との接触を避けるのが賢明である。

「中東呼吸器症候群（マーズ）に関する注意　中東に渡航する方へ」という厚生労働省からの文書においても、以下のことが挙げられている。

渡航前に注意することとして、ラクダはMERSコロナウイルスをもつ中間宿主であることが分かっているため、

1 ラクダと接触する機会がある旅行日程については、よく検討しておく。
2 渡航中には、加熱していない肉や不衛生な環境で用意された食品の摂取をさける。
3 農場の動物、家禽、野生動物を不用意に触らない。
4 ラクダは威嚇行動で唾を吐くことがあり、ラクダの周囲に近寄ったときには、石鹸と水で手をしっかりと洗う。水がない場合には、消毒用ジェルを利用する。
5 ラクダとの接触や未殺菌のラクダ乳の摂取は避ける。これは、自ら危険に近づくようなものである。

等と警告している。

†人から人への感染

一方、2015年には韓国でのMERSの感染拡大が注目を集めて大問題になったが、中東においてもその3年前から、MERSコロナウイルスの人から人への感染が多数報告されている。いずれの地域においても院内感染、家族内感染が起こっているが、感染経路が特定できていることから、継続的な感染伝播の拡大は起こっておらず、限定的な感染とされている。では、人から人へ、どのような経路で感染するのか。

韓国における最初の患者には中東への渡航歴があり、5月4日に帰国し同月11日に発熱と呼吸器症状が出ている。その後、複数の医療機関を次々に受診しており、最終的には、同月20日にソウル近郊の平沢(ピョンテク)聖母病院で初めてMERSが疑われて、ウイルス遺伝子検査が実施され、MERSと診断された。この間に受診した医療機関では二次感染を起こさなかったが、入院した平沢聖母病院において大勢の人に二次感染を起こし、韓国での流行拡大の発端となった。

この患者は中東滞在期間にヒトコブラクダや感染患者との接触歴はなく、その感染時期、感染源、感染経路は不明である。ラクダや感染患者からの直接的な感染が否定されているので、中東地域においては、インフルエンザ流行のように、既に市中でのウイルス伝播が起こっている可能性も懸念されることは、前述のとおりである。

最初の患者は、同室の患者やその見舞い客、また同じ病棟の患者や医療従事者等の38人にMERSコロナウイルスを感染させ、その一部が他の病院を受診したことにより、MERSのさらなる拡大が起こることとなった。その内の1人が、発熱と呼吸器症状を呈しつつも、香港経由で中国を訪問した。現地で隔離入院となり、韓国の健康危機管理対応に対する批判の一つとして、国際的な問題となった。

✝ウイルスは病院内でどう広まったのか

このように1人の患者から多数の二次感染患者を出した症例は、韓国で数件確認されており、感染拡大に寄与したと考えられる。2003年のSARS流行でも、香港などで同様のスーパースプレッダーと呼ばれる感染患者が報告されているが、その本体は不明である。免疫状態の低下による大量のウイルス排出や接触者への伝播効率を高める環境状況等が推定されている。

この最初の患者が入院していた病室は改造されており、給排気口がないために換気が悪く、患者の咳などからのウイルスを含んだ飛沫が室内に充満していた状態であったと推察されている。その飛沫に含まれるMERSコロナウイルスは、この病室から同病棟の別の部屋の患者にどう伝播されたのか。

韓国のＭＥＲＳ官民合同対策本部の疫学調査委員会は、平沢聖母病院の、この最初の患者が入院していた当該の病室で、ウイルス伝播経路を究明するための模擬実験を実施した。患者が咳をする時に出る唾の飛沫と似た水分粒子を病室内に満たし、ドア・窓の開閉などによって病室内で起きるさまざまな状況を調べた。

その結果、空気中に浮遊していた粒子は、出入り口が開かれると病室外側の廊下に流出した。対策本部の関係者は「窓が開かれて風が入ってくれば、８階の病棟内のすべてにウイルスが広がる可能性があるとの結論を得た」と説明している。実験に参加した疫学調査委員会の関係者は、「患者が咳やくしゃみをする時に排出されたウイルスが、急に窓や出入り口を開くと、病室外側の廊下や別の病室に拡散する」ことを確認したと述べている。

韓国の保健当局は、ＭＥＲＳコロナウイルスの感染力は低く、患者と２ｍ以内で１時間以上濃厚接触した場合に、咳やくしゃみを介して感染すると説明していた。その根拠として、患者の口や鼻から排出された飛沫は、ごく短期間に２ｍ以内の床に落下するという通説を挙げていた。

しかし、韓国でのＭＥＲＳ流行の震源地となった平沢聖母病院での感染拡大は、このような根拠では説明できなかった。最初の患者が同病院で二次感染させた26人のうち、22人が別の病室の患者であった。同対策本部の別の関係者は「実験では、飛沫と同じ大きさの水分粒子も病室の外に広がった。飛沫が蒸発しながらエアロゾル（微細水分粒子）ほどに小さくなれば、長期間にわたって空気中に漂う可能性がある」と説明している。ウイルスはそれよりさらに小さいので、エアロゾルに乗って遠くまで移動することが可能となる。MERSコロナウイルスの感染性は比較的安定なので、他の人に感染する可能性をもつという。

この最初の患者は、咳等の症状がある状態で、病棟内を歩いていたとの指摘もあるが、疫学調査委員会の報告では、MERSが、感染者の咳やくしゃみの飛沫を近距離で浴びたり吸い込んだりする飛沫感染のみならず、より小さな水分粒子となって浮遊するエアロゾルによる感染にも、注意を怠ってはならないことを示している。さらに、感染者との10分程度の短時間の接触でも感染をうけた例も報告されている。これらは、感染者との1時間以上、2m以内の近接での接触という、従来の通説にしたがって飛沫感染の条件を指標とした隔離対象者の選定には、漏れがあったことになる。こうして、人の体内に吸い込まれたウイルスは、呼吸器の標的細胞に侵入して増殖し、MERSを発症させることになる。

†ウイルスの遺伝子変異の可能性

以上のように、韓国でのMERSの流行動向と感染様相が、中東におけるものとは異なっており、人への感染力と伝播性が強くなっているのではないかとの指摘がなされている。中東から韓国に帰国した最初の感染患者からはウイルス分離はできなかったが、平沢聖母病院での2人の二次感染患者の検体から各々のウイルス遺伝子が検出され、その塩基配列が決定された。

1人は最初の患者の妻で、ミドリザルの腎細胞で分離されたウイルスについて遺伝子塩基配列が決められた。2人目は、感染後に中国を訪問して隔離入院となった前述の患者で、臨床検体から直接に遺伝子塩基配列が決定されている。両者の塩基配列には22塩基の違いがあるが、サルの腎細胞での分離過程に起因した影響と解釈されている。これを無視しても、中東のウイルスとは2塩基の違いが共通している。WHOは、中東のウイルスとの99・97%の相同性をもって、人への感染力と伝播性の増強への変異を否定しているが、これらの変異の意義については、今後の検討が必要である。

そもそも、MERSコロナウイルスにおいては、ウイルスの遺伝子変異とそれによるウイルス学的性状の変化などに関する情報が圧倒的に不足している。具体的には、どの部分の遺伝子がどう変化すると、人に感染しやすくなるとか、病態がどのように変わるかなどの基礎的な研究データがほとんどない。そのわずかな変異で、ウイルスの性状が変わることは他のウイルスでは報告がある。であるから前述の塩基の変異を評価することも難しい。今後、さらに多くのウイルスについての情報を集める必要がある。

3　MERSの正体

†MERSコロナウイルスの発見とウイルス学的性質

MERSコロナウイルスは、2012年6月に重症肺炎を起こした60歳のサウジアラビア人男性の呼吸器検体から、分離発見された。原因不明の肺炎患者の検体を、病院病理検査部門のエジプト人医師がオランダ・ロッテルダム大学に送り、ここで新規のコロナウイルスが同定されて公表された。

しかし、サウジアラビアの保健大臣は、無断で国外へ検体を渡して国家機密を漏洩したとして、この医師に対して逮捕状を出し、医師は国外脱出を強いられた。その後、サウジアラビアは、MERS患者の発生情報を逐次WHO等に公表し、また海外研究者とのMERSに関する共同研究を行ってはいるが、文化的背景および政治的理由から、国際協力には後向きの姿勢を崩していない。

中東諸国では、一般に、医師、実験科学者の社会的地位は低く、臨床研究、ウイルス研究への理解も深くはないので、MERSに関しても、多くの重要な情報が解明されていないのが現状であるとされる。

†大きさ・構造

電子顕微鏡で確認されたMERSコロナウイルスは直径100nmの楕円形のウイルスであった。ウイルスの遺伝情報は一本鎖のプラス鎖のRNA（リボ核酸）で、30kb（キロベース）と大きい。このRNA遺伝子の塩基配列の違いにより、コロナウイルスはα・β・γ・δ型に分類されるが、MERSコロナウイルスはβコロナウイルスに属し、2003年に中国広東省と香港から世界各地に伝播、流行したSARSコロナウイルスと近縁である。

このRNA鎖をキャプシドというタンパクの殻が包んでいる。このキャプシドの周囲をさらに脂質二重膜のエンベロープが覆っている。このエンベロープはほとんどが脂質であるので、エタノールや石鹸などで簡単に壊れる。したがって、MERSコロナウイルスの不活化には、消毒用のアルコールや石鹸などが効果的である。

このエンベロープの表面には、スパイク状の突起が王冠状に並んでおり、これが太陽のコロナに似ていることから、コロナウイルスと命名された。広東語では、コロナウイルスは冠状病毒と表記される。

この突起のタンパクが、ウイルス感染の標的となる細胞の細胞膜表面に吸着して、ウイルスの細胞への侵入を促す。宿主細胞の細胞膜上のレセプターは、CD26という分子で、免疫系細胞の表面に発現している。これらの細胞でMERSコロナウイルスは感染・増殖していく。では、感染によって、どのような症状が出てくるのか。

†症状

MERSの主な症状は、発熱、咳、息切れなどのかぜ症状と、さらに急速に悪化する重症肺炎である。30%が下痢を伴う。糖尿病、慢性肺疾患や免疫抑制状態、免疫不全などの、基礎疾患のある人では重症化しやすい。高齢者もハイリスクである。中東におけるMERS患者の致死率は37%と高い。しかし、1万人を対象とした血清調査等によると、軽症例や不顕性感染例の存在が明らかとなっており、実際の致死率はもっと低いと考えられる。

サウジアラビア保健省のタリク・マダニ氏によれば、健常人であった場合の致死率は8％前後で、上記のような基礎疾患に罹っている人の場合には40〜50％にのぼるという。

韓国における死亡者の多くは、基礎疾患をもつ高齢者であるが、致死率は13・6％と中東に比べて低い。しかし、韓国の死亡者の中には、基礎疾患をもっていない人も含まれている。さらに、基礎疾患のない若年成人でも重症患者が発生している。そこでは、後述するが、SARSと同様のサイトカインストームが起こっていると考えられている。

一方、不顕性感染や軽症者が存在するということは、本人も周囲も気づかない感染者によって、MERSウイルスが他者へ伝播されていることも疑われる。不顕性感染者によるMERSコロナウイルスの排出の有無とその期間、その際に人への感染源になるのか否か、などについての調査報告はない。

不顕性感染者を見つけ出すことは不可能に近い。そこで、原因不明の肺炎や急性呼吸促迫症候群の集団発生事例、呼吸器疾患で入院した患者の治療に当たった医療従事者や、通常ではみられない臨床症状をとった患者などについては、MERSの可能性を疑って、念のための検査を広く実施していくことが大切であろう。無症状の場合にはウイルス排出量が少ないと考えられるので、ウイルス陰性の結果については、検査の検出感度の限界を考慮して慎重に評価する必要がある。

潜伏期は2日から12日程度とされる。これにより、ＭＥＲＳコロナウイルスへの暴露や感染が疑われる人に対する、健康観察の期間が14日間とされている。しかし、韓国保健福祉省により、感染者のうちの数人が、接触してから15日以上（現時点で最長18日）経って感染が確認されたことが明らかにされた。ＭＥＲＳは、２０１２年に確認された新しい病気であるので、未だそのウイルス学的にも医学的にも不明な点が多い。健康観察期間を超えた発症は、ウイルスの封じ込めには重大な穴が開いていたことになる。

２００３年に流行したＭＥＲＳと似たＳＡＲＳでは、潜伏期は3～10日であり、潜伏期から発症後3日目まではＳＡＲＳコロナウイルスの排出は認められず、感染源とはならないとされている。しかし、ＭＥＲＳにおいては、これらの情報は明確ではない。

これまでのＭＥＲＳと確定された症例のすべてが呼吸器症状を呈し、ほとんどが重症な急性呼吸器症状で入院を要しているが、急性の腎不全を伴う場合が多いのが特徴である。重篤なウイルス性肺炎に加えて、ウイルス感染に対する生体の免疫応答が過剰に起こるサイトカインストームによって、急性呼吸促迫症候群や多臓器不全を起こす。低酸素血症に対する体外式膜型人工肺や腎不全に対する血液透析を必要とする事例も多い。その他、消費性血液凝固障害、心膜炎などの報告もある。また、患者の多くが下痢の症状を伴う。

4　感染拡大の原因と教訓

†研究・対策が進まない背景

中東におけるMERS感染死亡者の多くがイスラム教徒であるため、宗教上の理由から死亡患者の解剖がほとんど行われていないことが、MERSの詳細な病態解明を難しくしている。2003年のSARSとの相違も十分に明らかではないが、MERSについては、ウイルス学的な類似性から、十分な根拠のないままに、SARSの知見に基づいた対応がとられることが多いことにも注意する必要がある。

さらに、巨額な医薬品開発費を投じても、利益回収、投資効果の望めない希少感染症に対しては、製薬会社がワクチンや薬の開発に熱心でないことも、積極的な病態解明や治療法の確立が遅れる原因となっている。企業利益優先の中で、ほとんどの新興感染症にはワクチンも薬も存在しないのが現状である。

地球レベルでの健康保健政策について、強いリーダーシップの下に、国際的共同研究が強く望まれる。

†検疫・ウイルスの検出

厚生労働省は、韓国や中東などのMERS発生国から帰国・入国した人に対して、検疫を強化する措置を行うことにした（2015年9月18日に韓国は対象国から除かれた）。空港や港でこれらの国・地域から入国する人に対して、検疫官が申告や聞き取りを行って、MERS患者との接触等を確認する。

具体的には、発症前14日以内に、中東諸国・韓国において、中東呼吸器症候群が疑われる患者を診察、看護もしくは介護していたもの、中東呼吸器症候群が疑われる患者と同居したものとされる。この同居には、MERS患者が入院する病室又は病棟に滞在した場合を含む。さらにMERSが疑われる患者の気道分泌液若しくは体液等の汚染物質に直接触れたものをMERS疑似症患者とする。発熱症状がなくとも、「健康監視対象者」として、潜伏期にあたる14日間は、1日2回の体温測定と健康状態を報告してもらうこととしている。さらに、発熱や症状が出た場合には、直ちに検疫所に連絡することとした。

MERSコロナウイルス感染の疑いがある患者の咽頭拭い液、喀痰は、リアルタイムRT-PCR法でウイルスの遺伝子の検出が行われる。この検査は検疫所または地方衛生研究所で行われ、ここでMERSコロナウイルス遺伝子が検出された場合には、次に国立感染症研究所で確定診断が実施される。国立感染症研究所において確認されると、MERSコロナウイルス感染の確定例となる。その結果は、速やかにその患者の居住地の都道府県知事に報告される。

MERSのRT-PCR遺伝子検査は、異なる遺伝子領域をターゲットとしたDNAの合成や複製に必要な核酸の断片である2セットのプライマーが使われる。それぞれ50〜100コピー程度、500コピー程度のMERSウイルス遺伝子を検出できる。このような高感度のウイルス遺伝子検出方法を用いても、患者の鼻咽頭拭い液からは、MERSコロナウイルスが検出されず（偽陰性：陽性反応であるにもかかわらず陰性と見える）、下気道の検体（気管支・肺胞洗浄液や拭い液、喀痰など）からはウイルスが検出された例が少なからず存在する。

MERSコロナウイルスは、人では、気管支・肺で増え、鼻・咽喉では増えにくい。感染者の下気道においては、ウイルス遺伝子の数値は検体1㎖当たり100万コピーにものぼるが、咽頭にあっては、5000コピー程度に留まる。この知見から、MERSコロナウイルスの感染が強く疑われる患者においては、鼻咽頭からの検体ではRT-PCR検査が陰性であった場合でも、下気道からのサンプルについて再検査が勧められている。WH

Oは、喀痰や気管支肺胞洗浄液や気管吸引物を用いた下気道からの検体を用いる検査を推奨している。

ウイルスは感染直後から、主に気管支・肺で増え続けるが、潜伏期〜発症後2、3日間はウイルス量も少ないので、他の人への感染源になる危険性は低く、ウイルス検査でも陰性を示すことが多い。このようにMERSコロナウイルスの検査においては、検体の採取時期・採取部位、採取方法が検査結果を大きく左右するので、偽陰性の可能性を念頭におく必要がある。

また、血液、尿、便からもウイルスが検出されているので、これらの検査も望まれるが、診断における有用性は確定しておらず、最新の米国CDCの検査指針からは削除されている。しかし、腎不全を合併する患者も多いことから、ウイルスが腎臓にも感染している可能性も指摘されている。便や尿も、SARSでも起こったように、接触感染・飛沫感染の感染源となりうることに留意すべきである。

どのような患者で、どの時期に、どの部位から採取した検体で、どの程度ウイルスが検出されるかなどについての情報は、検査診断とともに感染拡大の阻止方法の策定には必須である。しかし、これらの情報が圧倒的に不足していることが、有効な対応を困難にしている。MERSにおいては、死亡患者の病理解剖報告がほとんどないために、これらの多くの病態も不明のままである。2015年の韓国での流行時の知見に基づいて、ようやく詳細な知見が蓄積されつつある。

†韓国での感染が急速に拡大した社会的背景

WHO・韓国合同調査団は、韓国での感染拡大の要因として、韓国特有の文化・生活習慣を指摘している。それによると、①大勢の家族や見舞客が患者に付き添って世話をする、強い家族結合に基づく文化的背景、②優先診療を求めて、患者と付き添い家族等で混み合う救急病棟、③より良い治療を求めて、複数の病院を次々と受診する「ドクターショッピング」の習慣、などが挙げられている。いずれも韓国で普通に見られることだという。

保健省によると、感染者165人の内の35%を、入院患者を看病中や訪問時に院内感染を受けた家族や見舞客が占めている。韓国の病院では、多くの場合、看護師が入院患者の身の回りの世話をせず、家族が付き添ったり、家政婦等を雇って面倒を看させることが一般的という。また、地縁・血縁が強く、入院すれば大勢の知人や見舞客が訪れることが習慣である。これが、院内感染を広げる要因になっているという。官民合同対策チーム長の金宇柱・高麗大教授は、外国メディアとの記者会見で、「本来は美しい文化なのだが、今回を教訓に改善すべきだ」と述べている。一方、厚生労働省は、「日本の医療機関では、患者の世話は、看護師が看護業務として行う。また、MERSウイルス感染の疑いがある人は個室に入院させるので、韓国のように院内感染が広がる状況は考えにくい」と説明している。

韓国の大病院の救急病棟は、かぜなどの軽い症状でも受け入れるため、受診者が多く常に混雑している。入院予定の患者は、一般病棟のベッドが空くまで救急病棟の大部屋で待機する場合も多く、2、3日待たされることもある。最初の感染患者が入院していた平沢聖母病院で院内感染を受けた1人が、肺炎症状を呈して5月27日にサムスンソウル病院の救急病棟を訪れた。入院が決まったが、入院病室のベッドが空くのを待つために、救急病棟に2日間留め置かれた。この間に混雑する救急病棟で、他の受診者や付き添い家族、医療従事者等に感染を拡げてしまったのである。このため、救急病棟の入り口を、患者の症状別に分けるなどの改革が必要と指摘されている。

中東から帰国した第一例の感染者は、平沢聖母病院に入院する前に3カ所の病院を次々と訪問していた。サムスンソウル病院に入院して感染源となった前述の患者も、入院前に2カ所の病院で約80人に感染させていた。韓国では医療費が安いので、患者が自分に合う医師を探して、医療機関を転々とする傾向があり、この別名「ドクターショッピング」により感染者が多数の病院を回れば、他人に感染させる確率も増すと指摘されている。さらに、地域の中核病院よりも、有名な大病院に行く一流志向の患者が多いという背景もある。

日本においては、厚労省が、①中東や韓国からの入国者で、高熱や咳などの症状がある場合（前述の通り2015年9月に韓国は除外）、②2週間以内に感染が疑われる患者と接触した場合等の、MERSコロナウイルスに感染した疑いがある人に対して、まず保健所に連絡するよう求めている。その後、保健所の指示に基づいて、病原体を外に漏らさない設備のある感染症指定医療機関に入院させることになっている。

しかし、自分の判断で医療機関を受診して、待合室等で別の患者に感染を拡げてしまう可能性もあるので、国民に対して、十分な情報提供と説明を行い、正しい危機意識を持たせることと、理解と協力を確実にしておく必要がある。さらに、万一、二次感染の可能性が起こった場合を想定しておく必要がある。

†韓国における流行からの教訓

韓国におけるMERS流行の初期段階において、韓国政府のMERSに対する認識が甘かったことが指摘されている。既に3年前から中東におけるMERSに関する情報は、WHO等から共有されていたはずである。したがって、当初からMERSを疑がって、最悪の状況を想定すべきであったろう。しかし、政府の打ち出した対策は楽観的であり、最初の患者がMERSと確認された後の諸対応も、現状予測を含めて必ずしも適切ではなかった。

さらに韓国政府は、国民に無用の不安を与えないためとの理由で、情報を十分に共有せず、秘密主義を推し進めた。MERS患者が入院している病院名の公表は遅れ、病院に対する管理指導にも不備があった。このため、多くの医療機関で院内感染が起こり、その拡大に歯止めがかからなかった。さらに、医療機関を起点として、入院患者、医療関係者や家族、見舞客、外来受診者等への二次〜四次感染も発生し、被害をさらに大きくした。その結果、政府は国民の信頼を大きく失うことになったのである。

その後、韓国政府は、迅速性、正確性、透明性という情報提供の3原則に沿って、国民および国際社会に対して全ての情報を共有するという方針に変更した結果、封じ込め戦略等の公衆衛生対応の効果が現れ、流行の終息に向かったのである。

同様の事態は、2003年のSARS流行の初期に、中国が必要な情報を隠蔽して世界中に流行と健康被害を拡げた事例、日本においても、2011年の東日本大震災時の原発事故についての政府の発表など、幾度も経験されたことでもあり、危機管理上の大きな教訓として心に銘記しておくべきである。

なお韓国は2020年2月中旬、新型コロナウイルスの感染が南東部大邱（テグ）にある宗教施設で発覚すると、政府はすぐに警戒レベルを最高に引き上げ、政府対策本部を設置。チョン・セギュン首相が現地で陣頭指揮をとって、対策を打ち出した。

韓国のコロナ対策には3つの柱がある。①大量の検査を可能とした、備えと迅速な対応、②医療機関の感染リスクを抑える治療態勢、③スマートフォンのアプリなどＩＴ技術を活用した感染経路の追跡。ＰＣＲ検査ではドライブスルー方式などが採用され、積極的な感染者の発見・隔離が行われた。

これは、ＭＥＲＳコロナウイルス国内発生の教訓が生かされていると思われる。

第７章

デング熱

――地球温暖化で日本にやってくる?!

1　まさか日本で国内感染

†年間1億人が罹患

デング熱は、デングウイルスによる急性発熱性疾患で、デングウイルスに感染した蚊に刺されて人が感染する。主な症状は、発熱、疼痛(とうつう)、発疹であるが、デングウイルスの異なった型のウイルスに再感染すると、デング出血熱となって重症化することもあるため、注意を要する。

デング熱の起源は不明な点も多いが、もともとはアフリカの風土病であったのではないかとされる。主としてデングウイルスを運ぶネッタイシマカの起源もおそらくはアフリカで、奴隷船で大西洋を渡り、西インド諸島や米国に運ばれたと考えられている。デングウイルスもネッタイシマカも、人の移動によって新天地にその活動エリアを拡げていったのだ。

現在、デング熱は、主に東南アジア、中南米、アフリカなどの熱帯、亜熱帯で流行して

図7－1　デング熱発生地域

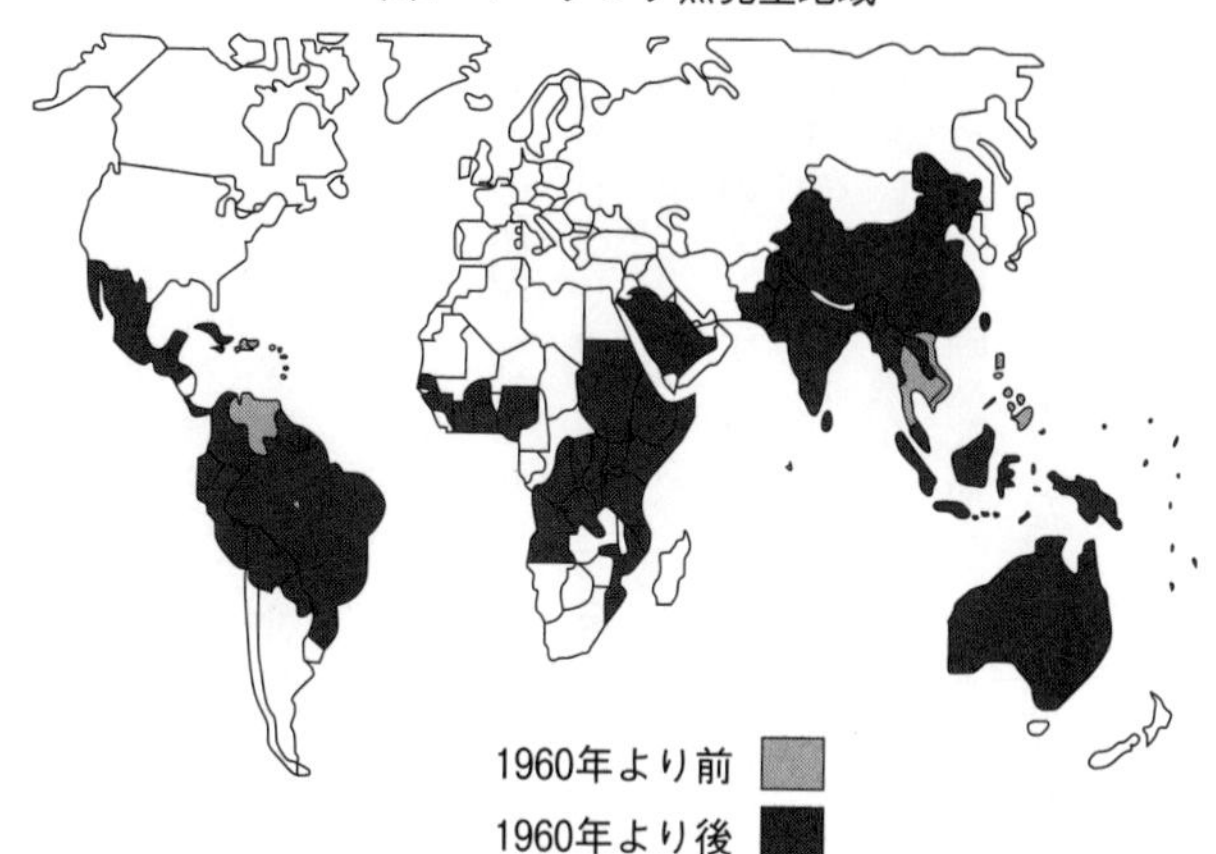

出典：WHO ホームページ

おり、実に25億人もの人々がデング熱流行地に住んで、感染のリスクをもち、年間1億人がデング熱となり、その内、25万人が重症化してデング出血熱を発症している。

ある研究者は、地球温暖化に伴う蚊の生息域の拡大や降雨量の増加などの気候変化による影響で、２０８５年には、デング熱流行地域に住む総人口は52億人にまで達するとも試算している。蚊が媒介するウイルス感染症には、後述する日本脳炎やウエストナイル熱、黄熱病などさまざまあるが、中でもこのデング熱は、患者数と健康被害において最も重大な疾患と言えるであろう。

✝どこからやってきたのか

「デング熱」という感染症を初めて記録し

たのは、米国フィラデルフィアの医師ベンジャミン・ラッシュであった。1779年、80年にデング熱が北米で大流行を起こしたとき、ほぼ同じ時期にアジア、アフリカでもデング熱の火の手が上がっていた。1780年にフィラデルフィアでこの病に遭遇したベンジャミンは、デング熱を「断骨熱」と命名し、その症状を以下のように記録した。

「熱に伴う痛みは強烈である。頭、背中、手足。頭痛はときに後頭部、ときに眼球部を襲った。どの階層の人も、この病気を断骨熱と呼んでいる」

デングの語源は幾つかの説があるが、スワヒリ語で悪魔が起こすてんかんのような突然の痙攣(けいれん)発作という意味のdengaから来たとも、スペイン語の「こわばった脊椎痛」を示すdengueroを語源とする説などがある。キューバの方言では、デング熱は関節が痛むという意味のデンギーロと呼ばれる。突然の高熱に加えて、骨が砕かれるかとも思われる強い関節痛や筋肉痛は、断骨熱と表現されるに値する疾患だったが、まさに〝身の置き場のない〟という程の激痛のため、「骨折熱」との呼び名すらあった。

そして、この強烈な痛みと高熱に耐えた後に、患者は急速に衰弱していく。結果として「異常なほどに無気力」な状態が回復後も長く続くのだった。

このデング熱に対して、先のアメリカ独立宣言にも署名したベンジャミン・ラッシュの施した治療は、胃をからっぽにして、アヘンを与え、牡蠣や黒ビールを大量に摂取させて、軽い運動をさせるなどといったものであった。無論そのようなものに治療効果は見込めない。

しかし、現代においても、このデング熱の病原体であるデングウイルスに対する特効薬はない。そのため、デング熱に罹患して医療機関にかかっても、症状を緩和する対症療法が施されるのみだ。では、同じく蚊で媒介される黄熱病のように、有効な予防ワクチンがあるかといえば、2020年現在、開発中の候補ワクチンは安全性・有効性について、検査・調査・解析が進められている状況だ。世界の約3割もの人々が住む広域なデング熱の流行地域に行く際に我々が取れる対策は、蚊に刺されないようにするだけだ。

†世界各地での流行

ベンジャミン・ラッシュがデング熱を記述した以降も、デングウイルスは媒介する蚊とともに流行地を拡げる。19世紀には主にカリブ諸島や中米地域の風土病に留まっていたが、20世紀に入ると地球全体の熱帯・亜熱帯に拡がり、ここに常在しながら、徐々に温帯地域にも流行をもたらし、さまざまな地域で流行を繰り返すようになる。

1778年、フィラデルフィアでの流行の後、1826〜28年には、米国南部やカリブ諸国で大流行する。その後も19世紀に2回の流行を起こし、多くの患者を出した。19

22年に再び米国南部で爆発的な流行となり、100万人を超える患者が発生。オーストラリアでも流行するようになる。1920年代には、ギリシャでも大流行を起こしている。1941〜45年の第二次世界大戦中には、地中海沿岸地方でデング熱が流行し、米国の記録ではシシリーに上陸した米兵3万人のうち9000人がデング熱を発症したという。

70年ぶりの日本での流行

戦時下の日本にあっても、1942〜45年、大阪、神戸、長崎などを中心としてデング熱が流行し、この3年間に全国で約20万人の患者が発生、死亡者も出た。

1942年の夏、東南アジアのデング熱流行地域のネッタイシマカからウイルスの感染を受けた輸送船の船員によってデングウイルスが日本に侵入、これを日本に生息しているヒトスジシマカが吸血して媒介し流行を起こした。この3年間のデング熱の流行は港のある地域を中心として起こっており、戦時中の東南アジアからの船舶の頻回な行き来が原因と考えられる。このとき、南方に出征している日本兵の中にもデング熱が蔓延しており、終戦後にも帰還兵による輸入例とそれらに由来する国内での流行も記録されている。

その後、日本ではデング熱の国内での感染例は途絶えていた。しかし、日本との往来の多いマレーシアやフィリピン、ベトナム、シンガポールや台湾などの東南アジアで多くの患者を出していることから、海外からの入国者・帰国者が日本国内でデング熱を発症する輸入症例は、これまでも報告されている。

２０００年から２００９年までは毎年数十人から１００人程度の輸入症例の報告があったが、近年は２００例を超えて増加傾向にあり、２０１３年度はこれまで最多の２４９例が報告された。東南アジアからは毎年５００万人を超える人が入国しており、ウイルス検査によるデング熱の診断が実施されない患者も多いことから、これらの数字は氷山の一角であろう。

そのような中、２０１４年夏に約70年ぶりに、国内で１５０名以上の流行となった。それも東京中心部の公園におけるデング熱の感染症例が多数報告された。公園の多数のヒトスジシマカからもウイルスが検出され、さらに、一部の感染者が各地へ移動後に発症したので、流行拡大の懸念が大きく報道されて、全国に衝撃が走った。

2　デング熱とデング出血熱

†2つのデングウイルス感染症

デングウイルス感染症はデングウイルスをもった蚊に刺されて感染する。しかし、感染しても発症しない不顕性感染の場合も多く、発症する割合は2〜5割である。この不顕性感染者でも、血中にはデングウイルスが存在し、蚊に刺されるとデングウイルスが伝播されて、人への感染源となることがわかっている。不顕性感染者が知らずにウイルスの伝播をするということから、デング熱の流行をコントロールすることは難しい。

このデングウイルスの感染症には、デング熱とデング出血熱がある。デング熱は、主にデングウイルスの初感染を受けた際に起こる病気で、ほとんどの場合治る病気である。しかし、デングウイルスには4つの型が存在するので、別の型のウイルスに再感染した場合には、以前のウイルスに対する免疫が類似の構造をもっているために反応して、出血を伴うデング出血熱という、致死率の高い重篤な疾患を起こすことがある。これがデング熱の大きな問題となっている。

†デング熱

デング熱は、デングウイルスをもった蚊に刺されて感染してから、発症するまでの潜伏期間は2～14日（多くは3～7日）で、38～40度の急激な発熱で始まる。続いて激しい頭痛、嘔吐、関節痛や筋肉痛、目の奥が痛む眼窩痛が現れる。前に述べたように、関節痛や筋肉痛がひどいために骨折熱（Breakbone fever）とも呼ばれる。そして、発病から3、4日後に解熱する頃には、皮膚の点状出血や島状に白く抜けた紅斑などの多彩な麻疹様の発疹が出現する。

発疹は、胸や体幹から始まり、手足や顔にも拡がり、痒みも伴う。下痢や嘔吐が出ることもあるが、咳や鼻汁などの上気道感染の症状はあまりない。発病後数日で、白血球減少と急激な血小板減少を来す。約1週間でこれらは快方に向かい、死亡する危険性は少なく、通常の場合、後遺症もなく回復する。しかし、その後2週間程度は全身の倦怠感が続く。ごく稀に神経麻痺などの後遺症を残す。

†デング出血熱

デング出血熱は、デングウイルスに感染し、デング熱と同じように発症して経過した患者の一部で、解熱して平熱に戻りかける頃に、突然に血漿の漏出や出血傾向が現れて重篤化してショック症状を起こす、致死率の高い病気である。デングウイルスの初感染を受けて回復した患者では、2回目以降の感染では、重症化したデング出血熱となる可能性が高くなる。

このデング出血熱の患者数は、世界で年間25～50万人である。大人より特に3～7歳くらいの小児に多く発症し、子供では急激に症状が進む傾向があるので特に注意を要する。

不安・興奮状態となり、発汗がみられ、胸水や腹水の貯留が高い頻度で認められる。肝臓が腫れあがり、著しい血小板減少と血症凝固時間の延長が起こる。細かな点状皮下出血が現れ、ひどくなると体内で出血が起こる。皮膚粘膜からの点状出血や、鼻や歯肉からの出血、消化管出血による血便や性器からの出血もある。出血熱との病名だが、このような出血が見られるのは2割程度の症例のみなので、出血がなくても、デング出血熱の可能性を否定してはならない。

むしろ重大な病態は、全身における血漿の漏出である。血漿は、血液中の白血球や赤血球、血小板などの血球以外の液性成分で、血液の半分以上の割合を占めている。腹膜・胸膜、肺胞、髄膜などからの血漿の漏出が進行すると、体内の循環血液量が不足して、心肺の不全による生命の危機に直面する。改善に向かう場合もあるが、適切な治療が施されないと、さらに血圧が下がり、脈拍が弱くなり、四肢が冷たくなって、ショック状態に陥ることがある。重症度により1〜4までに分類され、3段階から4段階は、デングショック症候群と呼ばれる。このデングショック症候群となった場合の致死率は、4〜5割と非常に高い。デングショック症候群で亡くなった患者の病理解剖では、胸水、腹水の貯留、肺うっ血、脳出血が認められている。

このようにデング出血熱は、適切な治療が受けられないと死に至る重篤な疾患である。デング出血熱の致死率は、以前は1〜2割ともされていたが、現在は適切な治療が行われるようになって、1%から数パーセントとされている。デングウイルスの感染で、なぜ血管の透過性が亢進するのかは重要な点であるが、未だ解明されていない。

†デング出血熱はなぜ起こるのか？

では、なぜデング熱が致死的な病気であるデング出血熱に変貌を遂げるのか？

前述の通り、デングウイルスには、血清型の異なる1型から4型までの4種類がある。

一度感染した血清型のデングウイルスに対しては、人の体内に感染防御抗体がつくられ、二度と感染することはない終生免疫を獲得する。このとき、体の中には、他の3つの血清型のデングウイルスにも交叉的に働く交叉性抗体も誘導される。他の血清型に対する交叉性中和抗体（感染防御免疫）は数カ月で消失し、その後は他の型のウイルスに感染しうるようになる。したがって、その後に別の血清型のデングウイルスをもった蚊に吸血されると、2度目の感染が成立することになる。

このとき、「抗体依存性感染増強現象」が起こり、デング熱がデング出血熱へと重症化する要因になると考えられている。

では、抗体依存性感染増強現象とは何か？　デングウイルスの初感染後に誘導される、他の血清型に対する交叉性の感染防御抗体は数カ月で消失するが、ウイルス中和活性を持たない交叉性の抗体は長期にわたって存続する。ここで、別の血清型のウイルスに感染すると、この交叉性抗体は、新たに感染したウイルスに結合する。しかし、このウイルスを中和することはできず、感染の成立を許してしまう。

さらに悪いことには、ウイルスと結合した非中和性の抗体の別の部分が、単核球系（マクロファージなどの白血球の一種）の細胞表面の抗体受容体であるFcレセプターにも結合して、ウイルスと細胞とを橋渡しする役割を担ってしまう。その結果、ウイルスがこの細胞に侵入しやすくなり、ウイルスの感染を促進することになる。

このように防御免疫として働くはずの抗体が、逆にウイルスの細胞への感染を促してしまう現象は、抗体依存性感染増強現象と呼ばれる。デング出血熱は、このような機序でデングウイルスが急激に増殖して、発症するのではないかと考えられている。

✝ワクチン開発の難しさ

重症のデング出血熱の発生もあることから、ワクチン開発が非常に待たれるところである。前出のように、デングウイルスには血清型の異なる4種類のウイルスがあり、そのウイルス間での交叉性の防御免疫性は低いので、ある血清型のウイルスに対する免疫は、他の型のウイルスに対する感染防御能力が低いと予想される。一方で、ワクチン接種者に誘導される非中和性の交叉性抗体は、異なる血清型のウイルスの感染の際にデング出血熱の原因となる危険性も排除できない。したがって、1種類の血清型のデングウイルスに対するワクチン（単価ワクチン）ではなく、4種類の血清型の全てに対する4価ワクチンの開発が望まれている。

これに対して、デングウイルスの感染実験を行うのに必要な動物モデルが存在しないため、デング出血熱の発生機序や感染を防御する免疫学的な指標の解明等が未だ定まっておらず、ワクチン開発の基礎的なデータが不足している。さらに動物モデルがないということは、試作ワクチンの有効性・安全性の評価においても、いきなり人で臨床試験を実施して評価するしかない。これらのことが、デング熱ワクチンの開発を遅らせる原因となっている。

現在世界で6つのデング熱ワクチンの候補やワクチン抗原での研究プロジェクトが進行している。中でも、実用化に向けて近づいているワクチンは、弱毒黄熱ワクチン17D株に4つの血清型のデングウイルスの表面タンパク遺伝子を組み換えた、デング4キメラワクチンである。このワクチンの人への接種により、4種類の血清型のデングウイルスの粒子表面タンパクの全てに対して中和抗体が誘導されてくる。この知見に基づいて、本ワクチンは、第3相臨床試験がアジアと中南米10カ国で行われた。しかし、タイでの臨床試験(Ⅱb)では、感染防御は4つの血清型ウイルスに対しても、また、特にデングウイルスの2型においても低い結果となっており、今後のさらなる改良が必要となっている。

†使用が禁忌である薬剤

通常のデング熱の治療では、輸液や解熱鎮痛剤の投与に留まることが多い。

しかし、抗体依存性感染増強現象によって発症すると考えられているデング出血熱では、治療においても注意すべき薬がある。

デング熱では、血小板が減少して出血を起こしやすくなった例では鼻や歯肉から出血することもあり、さらに重症化したデング出血熱では、消化管や全身からの大量出血が起こることもある。このように血小板の減少から出血を起こしやすくなることから、解熱剤、鎮痛剤はアスピリンではなく、非ピリン系のアセトアミノフェン（パラセタモール）が使われる。サルチル酸系のものは出血傾向やアシドーシス（酸性血症：動脈血のpHが7・35以下となること）を強める恐れから、禁忌となっている。

一方、デング熱との鑑別が必要な疾患としては、麻疹、風疹やエンテロウイルス感染症、同じく蚊で媒介されるチクングニアなどの急性の発疹性発熱を起こすウイルス感染症の他、猩紅熱やチフス、A型肝炎やマラリアなどが挙げられる。古くは、臨床症状だけでは、初期症状がマラリアと似ているために、デング熱の診断がつかず、マラリアの流行と誤診されたこともあった。デング熱には、抗マラリア薬の服用も禁忌であるため、特にマラリアとの鑑別は重要である。海外で適切な医療機関を受診せずに、自己判断でマラリアと考えて、勝手に薬を飲むのは非常に危険である。

診断は臨床症状だけでなく、血液中のデングウイルスの分離や、PCR（ポリメラーゼ連鎖反応）によるデングウイルス遺伝子の検出、IgM、IgG抗体の確認などで行われる。しかし、このような検査体制が整った医療機関は多くはない。

†特効薬はなく、対症療法のみ

デング熱は、対症療法となり、高熱による脱水を予防するために水分の経口補給や点滴補液療法が行われる。特にデング出血熱では、循環血液量の減少と血液の濃縮などが大きな問題であるので、輸液療法を適切に行うことが重要である。不適切な輸液は、かえって血漿の漏出を増悪させ、急激な肺水腫をもたらす危険があるので、十分な注意が必要となる。血小板減少がひどい場合には、血小板輸血も考慮される。

デング出血熱は適切な治療が施されないと死に至る疾患であるが、デング熱に熟知した医師によって適切な治療がなされれば、致死率を抑えることも可能となった。

3　流行の根源は蚊

†ウイルスを運ぶのは蚊

デング流行地においては蚊に刺されないようにすることが肝心である。蚊は産卵のために動物や人の血液中のタンパク質が必要であるため、雌が産卵時に吸血する。

デング熱が蚊によって人に感染することは、1906年、オーストラリアの医師、トーマス・レイン・バンクロフトによる、志願者への感染実験によって明らかとなった。当時は、マラリアや黄熱病などの感染に蚊が働くことが示された時期でもあり、その延長線上であった。トーマスは、デング熱の病原体が光学顕微鏡下で発見できないことから、細菌でも寄生虫でもないとしたが、デングウイルスが発見されるのは、1940年のアルバート・セービンの実験を待たねばならなかった。では、デングウイルスとはどのような病原体なのか？

デング熱、デング出血熱の病原体であるデングウイルスは、フラビウイルス科に属し、黄熱病を起こす黄熱ウイルスやウエストナイルウイルス、日本脳炎ウイルスなどと近縁にあたる。人は、デングウイルスをもったネッタイシマカやヒトスジシマカが媒介蚊となって、刺されることによって感染する。

世界で約3000種、日本でも約200種もの蚊が生息している。その中で、デングウイルスを媒介するのは、ネッタイシマカ、ヒトスジシマカで、庭先や公園など人の住環境に好んで生息している。熱帯亜熱帯のデング流行国の多くでデングウイルスを媒介するのがネッタイシマカで、日本でデング熱を媒介するのはヒトスジシマカである。

デングウイルスをもった媒介蚊に刺されると、その人の体内でデングウイルスが増殖する。発熱して発病する1、2日前から、発病後4、5日は患者の血液中からデングウイルスが検出されるようになる。この血液中にデングウイルスが居る状態の患者を雌のネッタイシマカやヒトスジシマカが刺すことで、蚊は吸血した血液に含まれるウイルスによって感染を起こす。蚊の中腸で増えたデングウイルスは、やがて蚊の全身に拡がり唾液腺に移行して、この蚊が吸血することで新たな人へと感染を拡げるようになる。

この人→蚊→人の連鎖でデングウイルスが地域に拡大していく。蚊が患者から吸血してから、感染能力を獲得するまでの期間は、およそ8～12日間程度とされる。こうして感染力をもった蚊は、生涯にわたって、デングウイルスを人に媒介する。

†ヒトスジシマカの生態

日本で注意すべきはヒトスジシマカであるので、感染予防の基礎知識として、ヒトスジシマカの性質を述べる。

ヒトスジシマカは、熱帯から亜熱帯に広く分布し、日本では秋田県、岩手県以南のほとんどの地域の都市部で生息している。ヒトスジシマカは背中にある一本の白いラインが特徴で、名前の由来にもなっている。夏の気温であれば、産卵から7日程度で幼虫となり、その後約10日で成虫となる。雌の蚊の寿命は約1カ月である。ヒトスジシマカが産む卵の数は、その一生において最大300個とされる。ヒトスジシマカは、日本では成虫では冬を越すことはできず、卵の状態で越冬する。

ヒトスジシマカは、いわゆる〝待ち伏せ型〟の蚊で、家の庭や公園、茂みなどに潜み、二酸化炭素や皮膚の臭いに反応して近づいて、哺乳類や鳥類、そして爬虫類や両生類までのいろいろな動物を吸血する。家の中ではなく、主として野外で、朝から夕方まで活動して吸血する。50～100m程度の距離しか移動しないため、待ち伏せしているヒトスジシマカの居るエリアに人が入って、刺される。イエカのように部屋の中に入ってくることはほとんどない。

2014年、代々木公園からの感染拡大

2014年、東京の代々木公園で蚊に刺されてデング熱を発症した最初の症例は、都内の学校に通う18歳の女子学生であった。彼女にデングウイルスを伝播させたのが、このヒトスジシマカであった。

2014年8月20日、彼女は突然の発熱と全身の痛みで体を動かすことも困難となって、

救急車で埼玉県の医療機関に運ばれた。39度以上の高熱、両足に虫刺されの痕、強い関節痛、3病日目には下痢と嘔吐、6病日目には白血球と血小板の減少が現れ、マダニが媒介する重症熱性血小板減少症候群も疑われた。しかし、1カ月以内に海外、国内ともに旅行歴はなく、ダニの咬み痕も見つからなかった。発症前に東京の代々木公園を訪れ、蚊に何度も刺されたという聞き取りから、デング熱感染の可能性が浮上した。

彼女が搬送されたさいたま市立病院は、過去に海外帰国者のデング熱の症例を経験していたことから、迅速な検査が行われ、デング熱の診断がなされた。一緒に代々木公園を訪れた友人2名も、同じ時期に同様の症状が出ていた。これらにより、代々木公園を感染地域として、複数のデング熱の患者が発生している可能性が出た。その後、同地でデング熱に感染したと考えられる複数の患者から、ウイルスの遺伝子配列が一致したデングウイルスが検出されたのだった。

代々木公園には、デングウイルスを媒介するヒトスジシマカが非常に多く生息していた。公園の木々の下には、空き缶やプラスチック容器等のゴミが廃棄されたままとなっており、これらに溜まった少量の水でもヒトスジシマカは効率良く卵を産み、幼虫から成虫に羽化させることができる。さらに同公園は東京の中心部にあり、海外からの観光客や帰国者も集まりやすく、さまざまなイベントが恒常的に催されていた。

おそらく海外でデングウイルスに感染して、血液中にデングウイルスをもった人が代々木公園を訪れてヒトスジシマカに刺され、そのヒトスジシマカがデングウイルスをもった。この感染したヒトスジシマカが公園内に居た別の人を吸血して、感染を拡げたと考えられる。さらに公園を拠点に生活するなどの長い期間にわたって公園内に留まったホームレス等の人々が、デングウイルスをもった蚊に刺されて感染してウイルス血症となることで、公園内で人→蚊→人のデングウイルスの感染環ができ、より効率良く感染蚊と感染者を増やした可能性もある。また、こうして感染した人が、近隣の新宿の公園に移動することで、感染エリアを拡げることになったと推測される。

†容易ではないヒトスジシマカの駆除

代々木公園等の感染エリアでは、池の水を抜くなどして、蚊の幼虫の繁殖を抑えて食い止める対応がなされた。しかし、ヒトスジシマカの駆除は、容易ではない。園内の小さな水たまりや木のくぼみ、空き缶やコンビニ弁当の空き容器等に溜まった僅かな水でもよく繁殖する。ヒトスジシマカにとっては、幼虫を捕食する魚や両生類などのいない、このような水たまりやプラスチック容器の方が安全で、繁殖には都合が良いとも言える。また、住宅地においては、植木鉢の水受け皿やジョウロの底、傘立て等の残り水でも、ヒトスジシマカの幼虫が見つかる。

さらにこのヒトスジシマカは、秋に気温が低下すれば成虫は死ぬが、卵で越冬して、春になると孵化して幼虫となる。この卵は乾燥にも強く、数カ月乾いた状態であっても、水を得れば孵化してくる。米国で初めてヒトスジシマカが定着した事例は、日本から輸出した古タイヤの中側に付いていた乾燥した卵から孵化して、成虫となって繁殖したものであった。この米国のヒトスジシマカは、やはり古タイヤに付着して、イタリアに拡散したとされている。その後、イタリアで、やはりヒトスジシマカが媒介するチクングニアという感染症が流行してしまった。

ヒトスジシマカを完全に駆除することは難しいが、代々木公園等のデングウイルスをもった蚊が見つかった場所では、公園を立ち入り禁止区域として、薬剤等も使用した徹底した蚊の駆除が行われた。

デングウイルスは感染したヒトスジシマカの卵巣でも増殖するので、卵にもウイルスが存在する可能性がある。熱帯のネッタイシマカにおいては、吸血経路が主流であるが、卵を介したデングウイルスの伝播経路（経卵伝播）も証明されている。

卵でのデングウイルスの越冬は実験室レベルでは報告されているが、野外におけるそれは確認されていない。国内のヒトスジシマカにおけるデングウイルスの卵での越冬の可能性は極めて低いと考えられる。そこで、感染蚊を徹底的に駆除し、やがて冬が来れば、今回のデング熱の流行は終息すると考えられた。

しかし、デング熱流行地である東南アジアをはじめとした諸国との交流が盛んな日本では、今後も海外からの帰国者や渡航者によってデングウイルスが持ち込まれ、同様のヒトスジシマカが媒介する国内感染症例が出ることは十分に考えられる。2013年の夏にも、長野県に滞在していたドイツ人が、帰国後にデング熱を発症した例もあり、国内でのデングウイルスの定着も懸念されている。

デングウイルスの侵入を見ない地域においても、日常からできるだけ蚊の数を減らして生活エリア内での蚊の生息密度を低くして、もしも、ウイルスが侵入してきても、ウイルスの拡大を抑えることが大切になる。

†デング熱流行地の主役はネッタイシマカ

一方、熱帯亜熱帯のデング熱の流行地域にあっては、ネッタイシマカがデングウイルスを媒介している。ネッタイシマカは熱帯亜熱帯地域に広く生息する。ヒトスジシマカが屋内に入ってくることが少ないのに対して、ネッタイシマカは家屋に侵入して、人を好んで吸血する。ネッタイシマカはデングウイルスの検出率が高く、さらに吸血対象として人に依存していることから、デングウイルス媒介能力はヒトスジシマカより高い。また、ネッタイシマカは郊外だけでなく、都市部やリゾート地でも出現する。たとえば、日中のゴルフ場などにも出没するため、海外渡航をする方々は十分に注意していただきたい。

さらにネッタイシマカは何度も吸血して、効率良くデングウイルスを人に媒介するので、デング患者の近くにいる人に次々とウイルスを媒介する。

マラリアを媒介するハマダラカは夜に吸血する性質があるため、就寝時の蚊帳の活用が勧められているが、ネッタイシマカは昼間にさかんに吸血するため、昼間の吸血阻止による積極的な予防が大切である（蚊に刺されない対策は、この節の最後にまとめて説明する）。

日本ではネッタイシマカは、過去に沖縄や小笠原諸島に生息していた。1944年からの3年間は熊本県でも、ネッタイシマカの生息が確認されている。しかし、1955年以降では日本国内での生息の報告はない。現在は、海外からの航空機に紛れ込んで日本国内の国際空港にまでは、しばしば到着している。国際線の機内で成虫が捕獲されたり、夏場には羽田や成田の空港敷地内ではその幼虫が発見されている。ネッタイシマカは、越冬の性質がなく、また、水温が7℃以下となると幼虫であるボーフラは死んでしまうので、分布の北限は台湾の台中市付近とされる。そのため、日本においては、沖縄県の石垣島や西表島より北では生息し続けることはできないと考えられる。

しかし、現代の都市空間では、ビルや駅、ターミナルの空間には、気温が24時間低下しない場所が多く存在し、それらの場所では水温が7℃を下回らない水たまりもある。ネッタイシマカが航空機で運ばれてきて、空港ターミナル等の温度管理のなされている場所で、定着し越冬する可能性は否定できない。

感染予防がとにかく大事

デング熱の予防は、デングウイルスをもった蚊の対策を徹底することである。デング熱・デング出血熱の発生が報告されている国では、蚊に刺されないように注意することが必要である。特に、ネッタイシマカやヒトスジシマカが活動する昼間や特に日の出後と日没前は注意する。対策として、次のようなことを心がけたい。

・長袖、長ズボンを着て、肌の露出を抑える。
・薄手のものは、布の上から吸血される場合があるので、厚手の布でできた服を着用する。
・ぴったりとした服は、同様に服の上から刺されやすいので、ゆとりのある物を着る。
・サンダルは足を露出するので、避ける。
・足首、手首、首回り、手の甲なども吸血されやすいので、虫よけに蚊の忌避剤を塗ったり、スプレーしたりすると効果がある。
・虫よけ剤は、有効成分のＤＥＥＴの濃度が高く、長時間の忌避効果が見込める。表示を見て購入する。
・虫よけ剤は、時間で効果が減衰してくるので、使用上の注意を守りながら、再度塗り直すなどして使用する。
・忌避剤は蚊が死ぬのではなく、近寄らなくするもので、虫よけ剤を使用しても、虫よけ剤を使用した皮膚表面近くには近づかなくとも、人の近くには二酸化炭素や匂いに反応してやってくる。
・蚊取り線香を用いる。

これらのことに心を留めていただきたい。

†今後も注意が必要

日本の感染症法では、デング熱は４類感染症となっており、診断した医師は届出基準にしたがって、保健所に届出報告を行う。これによって、日本のデング熱の輸入症例は把握されているが、その数は前出のように増加傾向にあり、２０１４年には約70年ぶりに国内感染症例も発生した。しかし、実際にはデング熱と診断されなかった症例も多いと考えられる。

2014年の代々木公園での初発例のデング熱を診断したさいたま市立病院は、これまで6例のデング熱輸入症例を経験し、迅速検査キットも備えてあったことなどから、速やかな診断、報告に至ったとも考えられる。

これまで届出のあった輸入症例の感染者の推定感染国に目を向けると、2014年では、55例中18例がインドネシアでのデングウイルス感染であった。インドネシアの感染症例のうち、バリ島とジャカルタで12例を占めている。そして、タイが10例、マレーシア8例、フィリピン5例と続く。日本との人の交流の盛んな東南アジア地域が多い。今後も、人の交流の活発なアジア地域を中心に、その国で流行しているデングウイルスの日本への侵入は続くであろう。輸入症例からのヒトスジシマカが媒介した国内感染事例も出ると考えられる。

代々木公園と同様のケースが起こることも、想定せねばならない。さらに、米国疾病予防管理センターによると、デング熱はアジアに加え、中南米、アフリカ沿岸地域も常在国となっている。これらの国々からの帰国者、渡航者もデング熱への注意が必要となる。

これらの輸入症例からのデングウイルスは、1型から4型までの全ての血清型が検出されている。2014年の国内感染事例は1型のウイルスであったが、今後、他の血清型のデングウイルスが持ち込まれて感染者を出す可能性もある。特に最多の輸入症例を出しているインドネシアは、1・2・3型が検出されている。

台湾の中北部はヒトスジシマカが生息し、このヒトスジシマカを媒介蚊として、近隣のアジアの国々からのデング熱の輸入症例による流行が繰り返し起こっている。日本においても同様の流行が起こることが危惧され、また、毎年異なった血清型のデングウイルスが流行する中で、さまざまな型のデングウイルスが持ち込まれることで、今後、デング出血熱の重症化の症例が発生することも心配される。

†地球温暖化により日本にも定着?

地球温暖化の加速に伴って、デング熱は世界100カ国以上で流行を起こしている。その中心は熱帯亜熱帯地域ではあるが、温帯地域にも発生が見られる。

東南アジア、南米、オセアニア、オーストラリア北部、ネパール、そして、台湾でも流行地域を拡げている。中国南部でもデング熱の患者発生の報告があり、広東省でも約500人の感染者が報告された。温暖化に伴って降雨量が増したことで、蚊の繁殖に好都合な環境ができたことが一因とされる。

2008年にはブラジルで12万人のデング熱の患者が発生し、700人がデング出血熱で死亡している。ブラジル政府は非常事態宣言を出して、蚊の撲滅対策に着手した。

さらに温暖化の影響とみられるネッタイシマカの生息域の北上や高度（標高）の上昇など、生息域の拡大がみられ、連動してデング熱の新天地での流行が危惧されている。現在の流行地域の周辺部の温帯地域の国々は、とくに影響が心配される。

一方、熱帯亜熱帯地方は急激な経済発展や人口の増加に伴って都市化が急速に進んでいるが、街のビルや住宅の周辺の貧弱なインフラ整備の中で下水道が後回しとなっているケースもある。雨季を中心にネッタイシマカの数も激増し、デングウイルスの感染伝播が起こりやすい社会環境となっている。

そして、これらの地域でのデング熱の流行は、人と物の移動が高速に大量に行き交う現代にあっては、輸入感染症として周辺国にすぐに飛び火し、特に温帯地方にあってはヒトスジシマカが媒介して、流行を起こしているのである。このような背景によって台湾中北部で起こっているデング熱の繰り返しの流行は、日本への警告でもある。かつては、沖縄、奄美諸島がデング熱の流行地であった。数十年の未来には地球の温暖化によって、強いデングウイルス媒介能力をもったネッタイシマカが、日本に定着するとする研究者もいる。地球温暖化は媒介生物の生息域を変え、感染症流行地図も書き換えていく。

4　蚊が媒介する日本脳炎

†平成7年度〜18年度生まれは注意

やはり蚊によって媒介され、人に重篤な急性脳炎を起こす日本脳炎という感染症について説明したい。日本脳炎は、かつては日本でも患者発生が多くみられ、死亡や後遺症を残すなどの大きな健康被害を出していた重篤な疾患である。この日本脳炎に対して、罹患のリスクを減らすことのできる有効なワクチンが開発され、国による定期予防接種が開始されたことによって、我が国での患者数は著しく減少した。1992年以降は日本での日本脳炎の患者数は、年間10人以下に留まっている。

これは予防ワクチンの効果によって患者発生が抑止されているのであり、日本での日本脳炎ウイルスの感染のリスクがなくなったわけではない。ここで、注意すべきは、平成7年度から18年度に生まれた人は、当時の日本脳炎ワクチンの副反応の発生による「積極的勧奨の差し控え」によって、日本脳炎の予防接種が不十分になっていることである。その後、新しいワクチンが開発され、日本脳炎ワクチンの通常の定期接種が再開されたが、この世代では接種が不十分のままである人が多くいる。

一般に日本脳炎ウイルスに感染して脳炎を発症した場合の致死率は20～40％と大変に高く、生還しても精神障害などの重篤な後遺症を残す場合が多い。さらに日本脳炎ウイルスは広くアジアに分布し、その地域には日本人が多く訪れる。また、現在も少数ではあるが、日本でも患者の発生が見られる。

日本脳炎予防接種については、母子手帳等でご自身のワクチン接種記録を確認し、不十分であった場合には日本脳炎ワクチンの接種を受けることをお考えいただきたい。特に上記の平成7年度から18年度に生まれた方々はその可能性が高いため、再度、注意を促したい。

†日本脳炎という病気

日本脳炎は、主にコガタアカイエカに刺されることで、人に感染するウイルス感染症である。人から人への直接の伝播は起こっていない。コガタアカイエカは日本にも生息し、特に水田地帯で発生しやすい。熱帯地域では、他にも数種の蚊が媒介する。

病原体は日本脳炎ウイルスで、日本も含むアジアで広く流行し、世界での年間患者数は

3万5000〜5万人で、そのうち1万〜1万5000人が死亡していると推定されている。重篤な急性脳炎を起こす。

日本脳炎ウイルスをもったコガタアカイエカに吸血されることで感染するが、そのうち病気を発症する人は、100〜1000人に1人であり、ほとんどの人は症状を出さない。

発症するまでの潜伏期間は6〜16日で、まず高熱、頭痛、吐き気、嘔吐が現れ、続いて意識障害とともに痙攣、異常行動、筋肉の硬直などが起こる。日本脳炎ではこのような症状が出た段階で、日本脳炎ウイルスがすでに脳に侵入し増えて、脳細胞を壊している。このため、死亡率も高く、生還しても高い割合で精神神経学的な後遺症を残す。パーキンソン病様の症状や痙攣、麻痺、精神発達遅滞、精神障害などがその後遺症である。

†リスクがある地域

具体的に日本脳炎のリスクのある地域は、日本、韓国、中国、ベトナム、タイ、カンボジア、ラオス、ミャンマー、マレーシア、フィリピン、インドネシア、ネパール、バングラディシュ、インド、台湾、パプアニューギニア、スリランカ、シンガポール、ロシア東部、米国サイパン、グアム、オーストラリア（クイーンズランド北部）などである。

日本脳炎ウイルスはブタの体内でよく増え、蚊を介して、ブタの間で流行している。コガタアカイエカもブタを好んで吸血し、感染ブタの血中のウイルス量が高いことから、新たな蚊も効率良くウイルスに感染する。このようにブタは、日本脳炎ウイルスの増幅動物として働く。ブタの中で増えたウイルスを吸血した蚊に刺されることで人が感染するが、感染した人の血中ウイルス量は低く、また一過性にしか出てこない。人から人の感染はない。

このように蚊とブタの間で感染環がつくられているので、日本国内のブタの日本脳炎ウイルスに対する抗体保有調査を毎年夏に行うことで、国内の日本脳炎ウイルスの流行状況を調査している。ブタは約半年で出荷されるので、前年の秋以降に出生した個体で調べる。日本脳炎の抗体をもっているということは、このウイルスに感染した経験があるということになる。毎年、ブタから日本脳炎の抗体が複数の都道府県で検出されており、ウイルスをもった蚊が発生していることがわかる。日本国内での感染のリスクはあるのである。

†予防接種・定期接種の必要性

予防対策は、第一に予防接種である。そして、蚊に刺されない対策となる。

熱帯亜熱帯地方では雨季に、温帯地域では夏場に蚊の発生が増える。当該地域に出かける際には予防接種を受けることが必要である。

日本脳炎のワクチンは、罹患のリスクを75～95％減らすことが報告されている。現在のワクチンは、サル腎細胞で増えたウイルスを不活化したもので、安全性は高い。国の定期接種で、日本脳炎ワクチンは、第Ⅰ期に計3回（3～4歳の期間に2回、その後概ね1年を経過した時期に1回）、第Ⅱ期（9～10歳）に1回の接種を受けることが強く推奨されている。ワクチン接種記録は母子手帳に記載があるので、確認することができる。

さらに定期接種を済ませていても、日本脳炎ワクチンの有効期間は3～4年であるので、海外の日本脳炎流行地域の特に農村部に滞在する等の場合には、追加接種をすることが勧められる。以降は、3～4年ごとに受ける。

また、定期接種が不十分であった場合にも、医療機関での日本脳炎の不活化ワクチンの接種を受けることが強く勧められる。

第 8 章

破傷風・マダニ感染症

——現在の日本で心配される感染症

1　震災時にリスクが高まる感染症

†死に至る可能性もある

破傷風は、世界中どこでも感染の危険性があり、重症化や死に至る可能性が高い感染症である。病原体は破傷風菌という細菌で、抵抗力の強い芽胞（一部の細菌が環境の悪化したときに作る耐久器官）として、広く土の中や動物の糞便中に安定して存在している。

泥の中で切った足の外傷や古釘を踏んだ傷、やけどの傷口、農作業や庭いじりによる小さい切り傷などから体内に入った芽胞から破傷風菌が増殖し、局所で破傷風毒素を大量に産生する。菌の出す神経毒素が、傷の周囲の運動神経終末から神経細胞内に取り込まれ、神経機能を冒しながら、脊髄・脳神経の運動神経中枢に向かって移行する。その結果、広汎な運動神経の機能が障害され、全身の筋肉に強い痙攣性硬直が起こる。その結果、呼吸困難となるが、意識は清明なので、本人の苦痛は非常に大きい。

感染患者から伝播する伝染病ではないが、外傷を受ければ、何処でも土壌から容易に感染する危険があり、過去には、感染したほとんどの人々が命を失っていた疾患である。さまざまな治療法が試されるようになった現在でも、その致死率は3割にものぼる。

この破傷風菌の純粋培養を成功させたのが北里柴三郎氏で、これは当時、不可能とされていた難問だった。ドイツ留学中の北里は、師であるロベルト・コッホからこの破傷風菌の単離培養を研究テーマとして与えられた。破傷風菌が酸素存在下では生育できない嫌気性菌であることを突き止め、低酸素条件での破傷風菌の単離培養方法を確立した。さらに、破傷風の原因が破傷風毒素であることを突き止め、破傷風の治療方法である血清療法の開発までも成し遂げたのである。

このような破傷風菌の発見、純粋培養、血清療法の開発から、約1世紀の間に、破傷風は抗生物質投与や抗血清療法の改良、筋肉弛緩剤使用等のさまざまな治療の研究が進んだ。そして、無毒化毒素（トキソイド）を用いた有効な予防ワクチンも開発された。わが国では、1968年には法律に基づく定期接種となっており（1968〔昭和43〕年からDPTワクチン〔破傷風・百日咳・ジフテリアの3種混合ワクチン〕として接種開始）、小児から若年成人での破傷風の報告はほとんどない。ただし、当時のDPTワクチンは全菌体百日咳ワクチンを含むDPTワクチンであったために、死亡事例を含む副反応が問題となり、1975年2月に百日咳ワクチンを含むDPTワクチンの一時中止を厚生省（当時）は指示した。これにより破傷風ワクチンにもDTトキソメイド（破傷風ジフテリア）を用いた一部の地域以外は接種中止となった。同年4月よりDPTワクチンの接種が再開されたが、国民の多くは副反応を恐れ、接種率は低下したままであった。1981（昭和56）年からは無菌体百日咳ワクチンを含む沈降精製DPTワクチンが使用できることとなり、多くの地域（自治体）でDPTワクチンが接種できるようになった。このような経緯があったため、1981年以前に生まれた人には破傷風ワクチンの未接種の人が多くいる可能性がある。このように2020年現在40歳以上の人の多くは予防ワクチンを接種しておらず、免疫をもっていないので、毎年120名程度の症例が報告されている。日本における破傷風患者の95％以上が、40歳以上の成人である（母子手帳によるワクチン接種歴の確認が必要）。

歴史的には戦争における戦傷者での発症が大問題だったが、破傷風は現在でも非常に重篤な疾患であり、先進国にあっても感染・発症すれば、予後の見通しの悪い、重大な病気である。海外では、医療が十分に受けられない地域や熱帯地方を中心に多くの犠牲者が発生し続けている。特に不衛生な状況での出産時に感染を受ける新生児や母体では大きな問題となっている。

破傷風は治療も難しく重篤化しやすいのに対し、有効なワクチンがあることから予防ができる感染症である。この破傷風の予防について、現在の日本の社会における問題を考え

表８－１　震災関連破傷風症例

n ＝10

症例	報告自治体	感染地域	年齢	性別	診断日	報告日	保健所受理日
1	宮城県	宮城県	56歳	男性	３月20日	３月20日	３月22日
2	岩手県	岩手県	69歳	男性	３月25日	３月25日	３月25日
3	岩手県	岩手県	56歳	女性	３月21日	３月22日	３月22日
4	山形県	宮城県	60歳	女性	３月25日	３月28日	３月29日
5	宮城県	宮城県	82歳	女性	３月25日	３月28日	３月30日
6	さいたま市	宮城県	61歳	女性	３月26日	３月28日	３月28日
7	宮城県	宮城県	78歳	女性	３月28日	４月19日	４月21日
8	宮城県	宮城県	65歳	女性	４月１日	４月18日	４月18日
9	宮城県	宮城県	70歳	男性	４月６日	４月６日	４月８日
10	東京都	宮城県	82歳	男性	３月27日	2012年３月26日	2012年３月26日

※ 月日について、年の記載のないものは全て2011年

出典：国立感染症研究所

る。

†東日本大震災での破傷風の発生

２０１１年３月11日の東日本大震災の後、破傷風の症例が10例報告された（表8－1）。いずれも、津波に流された際や避難する間での受傷による破傷風菌感染であり、震災関連の症例である。岩手県、宮城県の医療機関からの届出であり、このうちの7例については積極的な疫学調査も実施され、その詳細が国立感染症研究所の「ＩＤＷＲ」２０１２年45号に「東日本大震災関連の破傷風症例についての報告」として掲載されている。

２０１２年２月から７月の期間に、震災関連の破傷風症例の届出のあった自治体から、医療機関へ自記式の調査票を配付して回答を

得る方法で調査し、さらに電話などによる追加の聞き取りも行われた。調査内容は、受傷状況、治療内容、初発症状、基礎疾患、受診医療機関などである（http://www.nih.go.jp/niid/ja/tetanis-m/tetanis-idwrs/2949-idwrs-1245.html）。破傷風は、日本においては、予防ワクチンの普及により、通常であれば稀な疾患であるが、我々は、震災という限界状況の中で、破傷風菌の感染を成立させ、健康被害を多発させたことの背景を検証しなければならない。

東日本大震災から歳月が流れ、以降、首都直下型地震や南海トラフ地震などの危機対応が国を挙げて行われるべきとされている。このような大規模な災害時には外傷を受ける危険性が高いが、適切な緊急医療を受けることが極めて困難となる。医療どころか、受けた傷を洗い、不純物と病原体を流し去るための安全な水もない、という状況になる。

そのような中で放置されたまま時間が経過すると、破傷風菌の感染・発症のリスクが高まる。このような災害時のリスクを前に、一個人が今からできうる破傷風対策について、特に破傷風ワクチンを未接種である可能性の極めて高い中高年を視野に、破傷風の予防を考えておくべきである。

2 概要と予防

†破傷風の病原体とは

破傷風菌は、酸素存在下では生育できない嫌気性菌である。通常は固い殻に覆われた芽胞の状態で〝休眠〟形態をとって、熱や乾燥、消毒などからしぶとく生き残って、世界中の土壌中に広く存在する。そのため、破傷風菌に完全に接触しないで日常生活を送ることはできず、誰でも常に感染のリスクがある。破傷風菌の作り出す毒素は、食中毒のボツリヌス菌の産生する毒素に並び、最強の毒素の一つとされる。

芽胞は外界の条件が整った状況になれば、発芽して増殖を始め、破傷風菌は毒素を産生するようになる。つまり、土壌などで汚染された外傷部に嫌気性の条件が生じると、破傷風菌は増殖を始めて神経毒素テタノスパスミンを大量に産生するのだ。これが、全身の運動神経を冒し、全身の筋肉の硬直性痙攣を起こすことになる。

したがって、土壌などで汚染されたり血餅が付着した外傷部位を、十分に洗浄・消毒せずに縫合したり、包帯で圧迫することは、創傷部位に嫌気性条件を作り、破傷風菌の増殖と毒素産生を促進することになる。

農作業やガーデニング、スポーツなどでの怪我や転倒、事故などでの外傷からの感染の危険性がある一方で、破傷風患者の2割強が、侵入部位が特定できていないことから、些細な傷からの感染が起こることも想定される。人から人への感染はない。

†症状

潜伏期は、3～21日で平均は10日程度である。潜伏期が短い場合に、より重症化の傾向が認められる。

典型的な症状は、受傷後数日して下顎や首の筋肉の硬直や痙攣から始まり、顔の筋肉を動かしにくくなり、笑ったように引きつった表情になる。顔が歪んだり、舌がもつれるなどから、開口障害となり、発語、嚥下（えんげ）障害となる。一方、急激に重いしびれや歩行障害から、全身の筋肉に強い硬直が起こり、激しい強直性痙攣を起こす。特に、背筋、噛筋などの大きく強い筋肉の硬直症状が目立ち、骨折も起こる。最終的には後弓反張というフィギュアスケートのイナバウアーのような姿勢をとる。光や音などの刺激で、痙攣性硬直が誘起されるので、絶対安静が必要である。さらに呼吸筋の硬直により呼吸困難に至るが、経過中、意識は清明なので、本人の苦痛は非常に大きい。

国内では、早期診断と抗血清療法や筋弛緩剤と人工呼吸によって治癒・回復する可能性が増えているが、現在でも患者の10％が呼吸困難で死亡している。可急的早期の集中治療の開始が必要であるが、震災などの医療資源が限られる中では、早期対応が困難となる。

破傷風に罹って治っても十分な免疫はできないので、何度も罹る可能性があり、ワクチンを接種して免疫を獲得することが大切である。

†予防ワクチンについて

予防に有効で安全性の高い破傷風トキソイドワクチンが実用化されている。

現在の予防接種法では、生後3カ月から90カ月未満に三種混合DPT（ジフテリア、破傷風、百日咳）ワクチンが4回とDT沈降ジフテリア、破傷風混合トキソイドワクチンを11歳以上13歳未満に1回接種と合計5回接種を推奨している。このように日本で40歳以下の人に破傷風の患者が少ないのは、このワクチン免疫が残っているからだと考えられる。

前節で触れたような未接種の成人の方々への破傷風トキソイドワクチンの接種は、沈降破傷風トキソイドワクチンを4～8週間間隔で2回接種した後に6～18カ月の間隔をおいて、1回の追加接種をすることが勧められる。さらに10年ごとに追加接種を行えば、破傷風菌に対する防御抗体レベルを維持できると考えられる。これらのワクチンは、ご自身で任意接種をしていただくことになる。

また、定期接種で乳幼児期と学童期でＤＰＴワクチンを接種した方々は、10年以上を経過している場合は、10年ごとの追加の接種が勧められる（０・５ml１回）。破傷風をワクチンで予防することが大切である。

東日本大震災関連での破傷風発症例の報告のように、大規模な災害時には医療サービスそのものが限られて、ワクチンや治療薬などの入手も困難となるので、平時から破傷風トキソイドワクチンで予防しておくことが大切である。また、海外渡航にあたっては、医療機関へのアクセスの悪い地域もあることから、渡航前に日本でのワクチン接種が勧められる疾患だと言えるであろう。

†とにかく予防が大切

前述の「東日本大震災関連の破傷風症例についての報告」には「主治医からの震災時の破傷風症例への対応やコメント」が記されており、被災状況下での医療対応、破傷風対策について、貴重な意見が述べられている。ここに引用して掲載しておきたい。

・震災以前に、破傷風トキソイドの接種を推奨して広報することも考慮すべきではないか（10年に1度くらいの接種など）。

・医療資源が限られる中では、早期対応が難しいと思います。まずは普段の予防接種の推奨が重要と考えます。

・受傷から一次的な創の開放に10～20時間が経過していたため感染が成立してしまったと思います。さらに高血糖であったこと、本人が避難所で生活されていて周りに迷惑かけられないと受診を控えていたこと、日々異なる医師（内科医などもいたとのこと）が観察したため状況の深刻さの把握が不十分であったこと等の条件が重なったと思います。開創が6時間を超える場合には数日経過を見たのちに縫合すべきと思います。またそのような患者様には破傷風グロブリンを優先して投与しないとならないと思いました。

・震災後に全例予防を行うのには無理がある（もっと優先されるべきものがある）。予防を行うのであれば、欧米のように定期的な予防接種など……。対応としては、症状を周知し、来院を促す、診断された後は震災の大きさや病院の状況に応じて被災地外への転院も考慮されるべきと思います。

・破トキ、テタノブリン等は震災時に入手困難であるし、また、創洗浄用の水の確保も難しいと考えられる。予防が困難ならば発症後の対応（本症例のように広域搬送も含めて）を充実させていく必要があると思います。

・同様に受傷した夫も同時に当科受診しているが、念のためトキソイド抗体を投与したが、発症に至っていない。津波受難者全員への薬剤投与は現実的には困難だし、不要かも。

この報告書を読み、私は、すぐに破傷風トキソイドワクチンの接種を受けに行った。そんな私に対して、大学の同僚の教授が子供の頃の思い出を語ってくれた。

「私が幼かった頃、近所の競馬場へ馬を覗きに行きましてね、父にこっぴどく怒られたことがあるのです。馬の居るところには破傷風の菌が居るから行くなと、あれほど言ってあったろうと。破傷風の感染を阻止したかったのでしょうね。今、思い出すと親心でしたね、私の父は感染症の研究者でした」

ウマの消化管には、病原菌クロストリジウム・テタニがしばしば存在し、馬糞によって土壌が汚染されている。競馬場や厩舎のある場所は、破傷風菌が特に多い。感染症の研究者であったお父上は、ワクチンもなかった当時、小さい息子に馬の居るところには行くなと言い含めて、破傷風から守ろうとしていたのであろう。

「つつが虫の研究をしていたのです」というお父上は、私が前職で勤務していた国立の研究所の大先輩であった。

そんな先輩のご意思を継ぐように、私も今、本書で、中高年の方々に破傷風トキソイドワクチンの接種をお勧めしたい。さらに、定期接種で免疫をお持ちの方々も10年おきの追加接種をお願いしたいと思う。破傷風は発症すれば非常に重い病気である。しかし、ワクチンで感染を避けることが可能な疾患である。感染症では予防に勝ることはない。

地震や噴火、津波に加え、地球温暖化による降雨量の増大から新たなる災害の危険性が指摘されている現代日本にあっては、医療が確保できにくい災害時に向けて、個人が平常時からできる感染症の予防対策を考えるべきである。破傷風はその象徴的な疾患である。知識をもって事前準備・対応をしておけば、感染や発症をほぼ予防できる感染症もあるのだ。本章でリスクを指摘された年齢層の方々には、これを期に、特に破傷風に対する自分自身の健康危機管理について再考をお願いしたい。さらに、医療従事者や医療行政当局においても、問題点の認識・啓発と対応の実施を望みたい。

3　マダニが運ぶ感染症　重症熱性血小板減少症候群（ＳＦＴＳ）

†増加傾向にある新興感染症

破傷風につづいて、２０１２年より感染者・死亡者を出し、問題となっているマダニが媒介する重症熱性血小板減少症候群という新しい感染症について述べたい。ダニ媒介性疾患は、近年増加傾向にある。中でも、重症熱性血小板減少症候群が国内でも報告され、その致死率の高さから話題となっている。

重症熱性血小板減少症候群は、中国で発見された。

２００９年、中国の河南省や湖北省などで、原因不明の急性感染症が多発した。それは、高熱、嘔吐や下痢などの消化器症状と血小板やリンパ球の減少や血清電解質異常（低ＮＡ血症、低Ca血症）などの特徴的な臨床症状を示していた。２０１１年、中国の研究者らによって、この疾患の病原体ウイルスが発見され、それはブニアウイルス科フレボウイルス属の新しいウイルスであり、このウイルスが引き起こす病気は重症熱性血小板減少症候群

(severe fever with thrombocytopenia syndrome：以下ＳＦＴＳ)と呼ばれ、ＳＦＴＳウイルスを保有しているフタトゲチマダニ等のマダニに咬まれることで人に感染することが報告された。

そして、２０１３年1月、日本国内で初めてのＳＦＴＳの患者が報告された。山口県から報告されたこの患者には海外渡航歴がなく、日本国内で感染したと考えられた。ウイルスが同定されたことで、後に２０１２年にも日本で患者がすでに発生していたことがわかった。そして、この症例が確認された後、愛媛県や宮崎県など西日本を中心にＳＦＴＳウイルスの感染患者が発生。その後、２０１３年(40人)、２０１４年(61人)、２０１５年(60人)、２０１６年(60人)、２０１７年(90人)、２０１８年(77人)、２０１９年(１０２人)と毎年多数の患者が日本国内で報告されるようになっている。韓国でも感染者の報告がある。これまでのところ、日本国内の感染者数は５１７人、そのうち70人が死亡している(２０２０年5月27日現在)。

中国では年間１０００人ほどの患者が発生していたとされるが、中国で分離されたウイルス株と日本の患者血清から検出されたＳＦＴＳウイルスは、遺伝的には独立しており、日本国内にはもともとＳＦＴＳウイルスが存在していたと考えられる。そして、このＳＦＴＳウイルスを保有したマダニは、西日本以外の地域にも分布しており、その他の地域で

図8－1　SFTS症例の届出地域（N＝517，2020年5月27日現在）

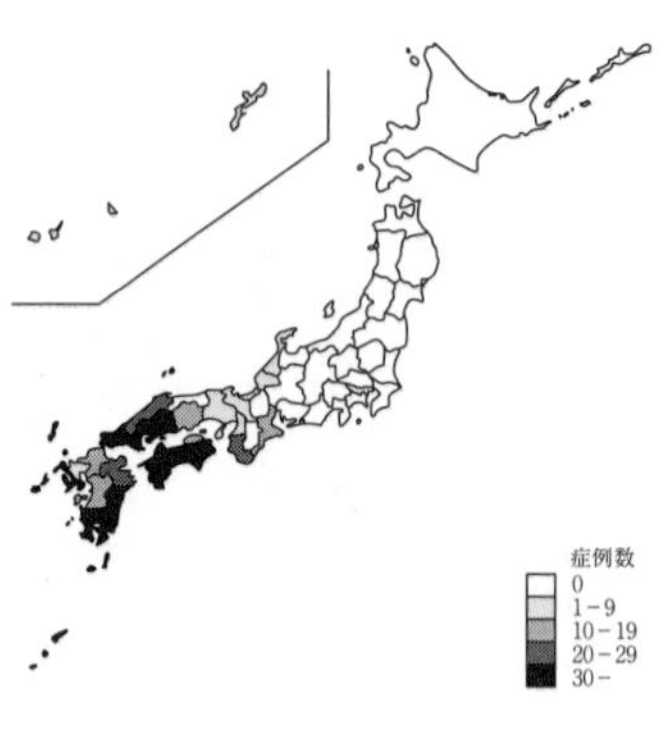

届出都道府県	症例数
東京都	1
石川県	2
福井県	2
三重県	12
京都府	6
大阪府	2
兵庫県	4
和歌山県	22
島根県	21
岡山県	11
広島県	45
山口県	49
徳島県	34
香川県	10
愛媛県	31
高知県	46
福岡県	18
佐賀県	7
長崎県	37
熊本県	15
大分県	20
宮崎県	72
鹿児島県	49
沖縄県	1

出典：国立感染症研究所ホームページ

も患者が発生するリスクがある。

現在、SFTSウイルスに特異的に効く薬はなく、対症療法のみであり、予防ワクチンもない。致死率は、日本国内の報告では、現在のところ30％と高いが、中国では数パーセントから10％であり、日本では重症例のみが報告されている可能性も指摘されている。

主とした感染経路はウイルスをもったマダニに咬まれることだが、患者の血液などの接触による人から人への感染も報告されている。本節では、このマダニが運ぶ新たな感染症に注目し、その予防対策について説明したい。

†どのようなダニが感染を媒介するのか

日本においては、フタトゲチマダニとタカサゴキララマダニ、オウシマダニなどがSFTS

ウイルスを媒介するとされているが、これら以外にチマダニ族など複数のマダニがSFTSウイルスを保有していることがわかっている。これらのマダニは、食品に発生するコナダニ類やハウスダストの原因ともされる屋内に居て畳や寝具に発生するヒョウダニ等とは種類が異なり、野外の草原や森などで動物を吸血して生息している。

マダニは、その生涯において、幼ダニ、若ダニ、成ダニの各ステージで動物を吸血する。特にメスは産卵期の前に、実にその体重の1000倍を超える量の吸血をする。SFTSウイルスは、このようにマダニが吸血したときに動物に感染を起こす。そして、自然界では、SFTSウイルスは、マダニと吸血される側の野生動物の中で維持されている。それらマダニと野生動物の生息域に人が入って、偶発的にウイルスを保有しているマダニに咬まれることで感染する。国内での患者の発生時期は、マダニが活発に活動する5~8月に集中している。

一方、重症の患者においては、その血液中のウイルス量が非常に高くなることから、これらの患者の血液に触れることは二次感染のリスクが高い。中国や韓国では家族や医療従事者の二次感染も報告されている。特に医療従事者の方は、「重症熱性血小板減少症候群(SFTS)診療の手引き」(国立国際医療センター)などを参照されたい。

動物においては、SFTSウイルスに対する抗体は見つかるが発症例はなく、感染後の

図8－2　2013年3月4日以降に発症したSFTS症例の発症時期
（n＝509、2020年5月27日現在）

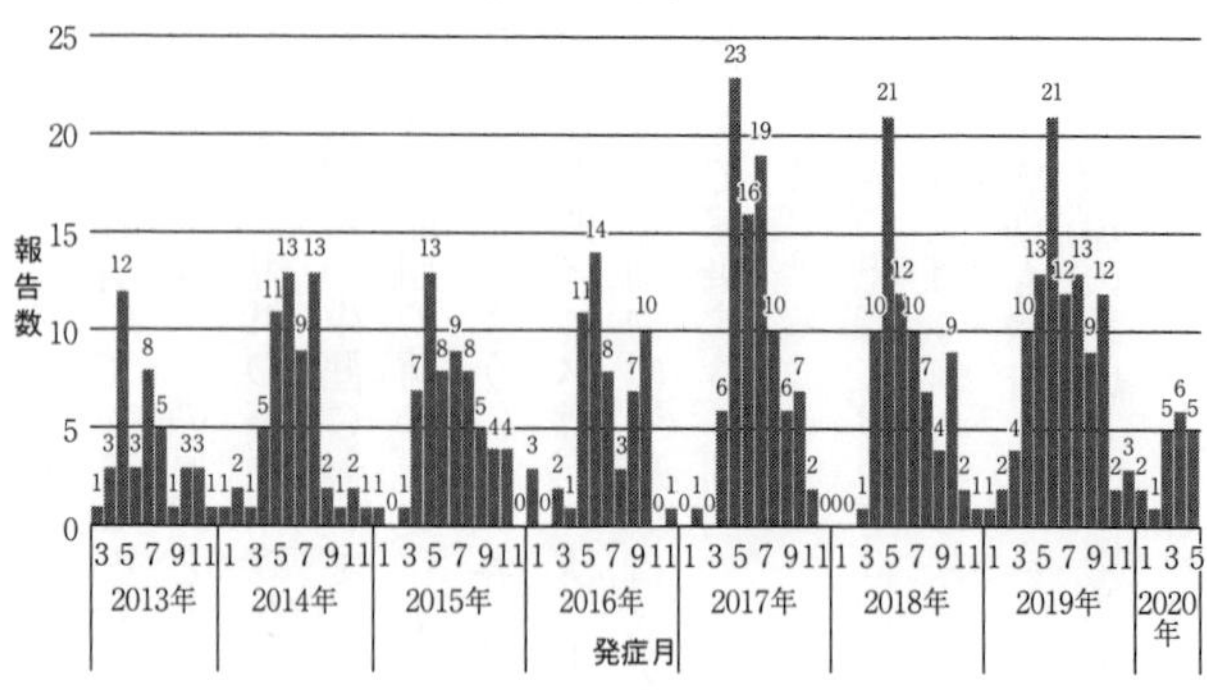

出典：国立感染症研究所ウェブサイトをもとに作成

一過性のウイルス血症のレベルも人のそれより低い。野生動物の解体などによる感染はないと考えられている。

病態・臨床症状

ＳＦＴＳウイルスに感染すると、６日～２週間の潜伏期を経て、発熱、嘔吐や下痢、腹痛などの消化器症状が現れる。頭痛や筋肉痛、意識障害、失語などの神経症状やリンパ節腫脹、皮下出血、下血などの出血症状もある。白血球減少、血小板減少が起こる。体内に炎症が起きたり、組織の一部が壊れたりした場合に血液中に出てくるタンパク質であるＣＲＰ（C-reactive protein）はほとんど上昇しない。同じようにマダニ類で媒介される日本紅斑熱やダニの一種であるつつが虫によって媒介されるツツガムシ病は、ＣＲＰが強陽性となることが多く、これらの疾患と区別される。

日本におけるＳＦＴＳ患者のほとんどが50歳以上であり、特に高齢者では重症化して死亡するケースが多い。

†ウイルスを保有しているマダニの国内分布

日本におけるＳＦＴＳの患者のほとんどが西日本から報告されているため、原因ウイルスがこれらの地域に分布していることが考えられた。２０１３年から開始された「ＳＦＴＳの制圧に向けた総合的研究」（厚生労働省科学研究）によって、新たな知見が加わった。それによると、九州から北海道までの26自治体における、植物に付着して動物や人を待ち伏せして吸血するマダニと鹿に付着しているマダニを調査した結果、複数のマダニ（タカサゴキララマダニ、フタトゲチマダニ、キチマダニ、オオトゲチマダニ、ヒゲナガチマダニ等）から、ＳＦＴＳウイルスの遺伝子が見つかった。

さらに、これらのＳＦＴＳウイルス保有のマダニは、これまで感染患者の報告があった地域だけでなく、それ以外の報告のない地域においても確認され、日本国内に広く分布していると考えられる。また、国内の野生動物においては、シカ、イノシシ、タヌキ、ニホンザル、アライグマからもＳＦＴＳウイルスの抗体が見つかった。イヌでも抗体が見つかっている。特に野生のニホンジカは抗体の陽性率が高く、流行地域のシカでは有意に高い傾向がある。

これらのことから、西日本に限らず、マダニに咬まれないように注意することが肝要である。マダニは、家の近くの裏庭や畑、農道脇の草にも居ることがあり、草原や野山は要注意である。危険な地域に入る際には、衣服や忌避剤で対策をする必要がある。マダニ対策をイラストで示すので参照されたい（図8-3）。特に前出のようにマダニの活動が活発な春から秋にかけては、十二分にマダニに咬まれない対策をして防衛したい。ハイキングやバーベキューなどの活動時にマダニに咬まれる事例も多い。ダニが媒介する感染症は、SFTSのみならず、日本紅斑熱やツツガムシ病などの重症な疾患もあり、マダニ対策は、その予防にもつながる。

また、マダニに咬まれてしまった場合には、できるだけ早く医療機関で処置をしてもらう必要がある。どうしても、医療機関で受診できない場合には、白色ワセリンでのマダニの除去が報告されている。図に示したので、参考とされたい（図8-4）。

さらに、マダニに咬まれた後で発熱などの前出の症状が現れた場合には、必ず速やかに医療機関を受診することをお願いしたい。

近年、野生動物が人の生活する地域へ出没する機会が増えたことがニュース等でも報道

図8－3　咬まれないための服装

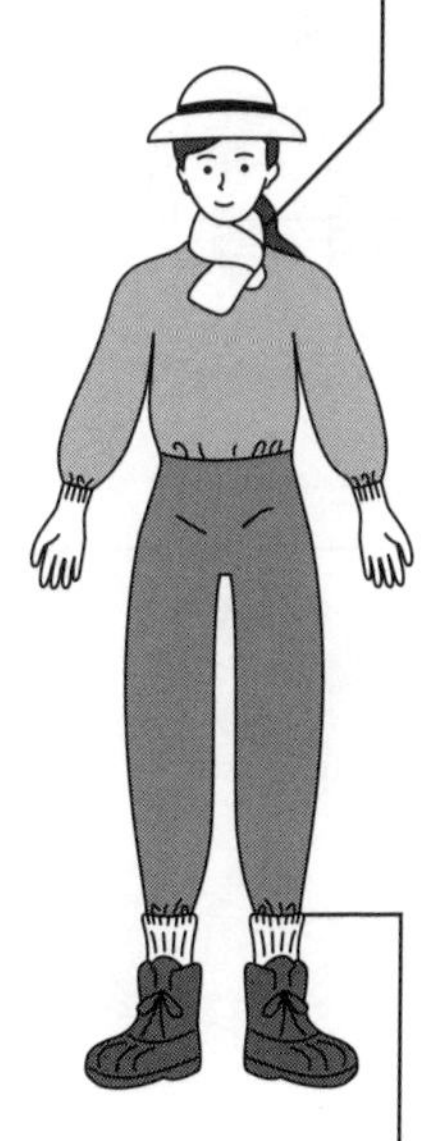

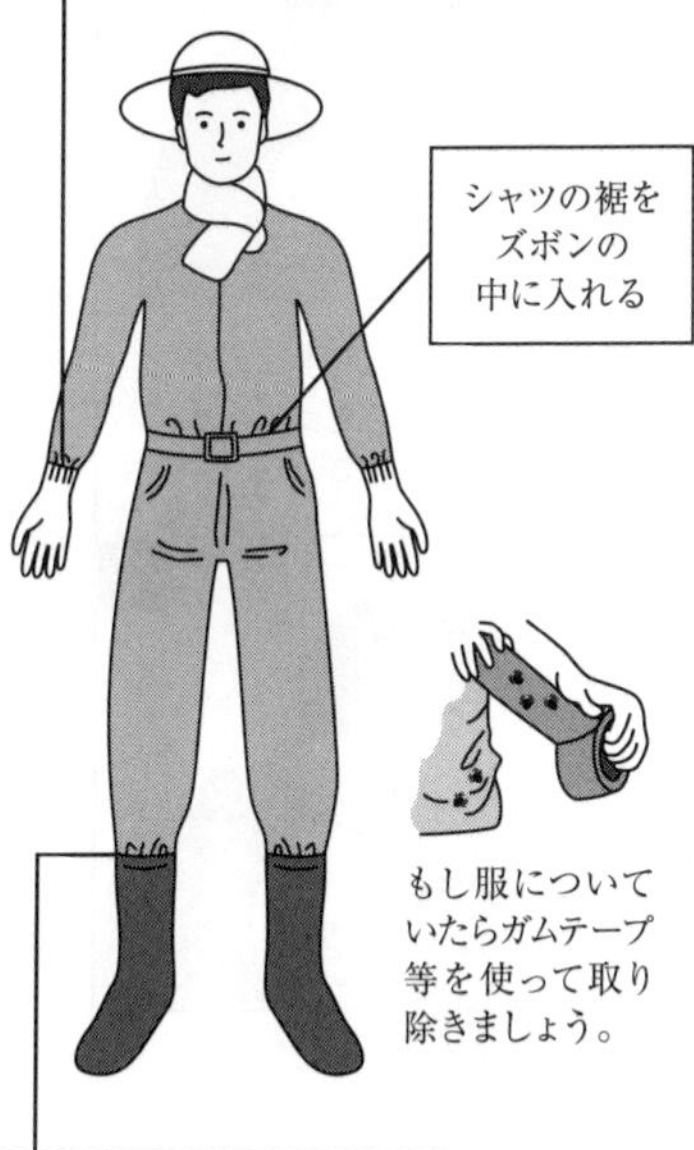

図8－4　咬まれた時の対処法

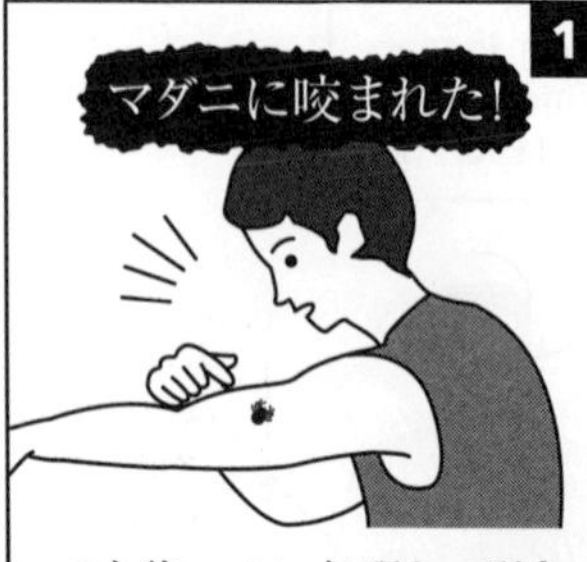

でも待って！ 無理して引き抜くと口器が残って、そこが化膿することがあります。

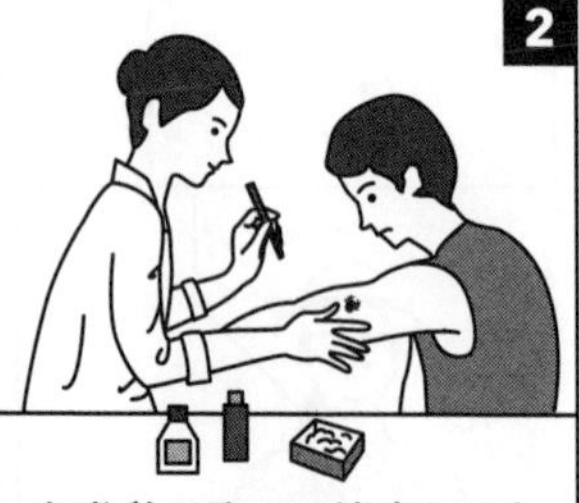

皮膚科で取って消毒してもらうことが基本です。
でも、それがすぐにできない場合は……。

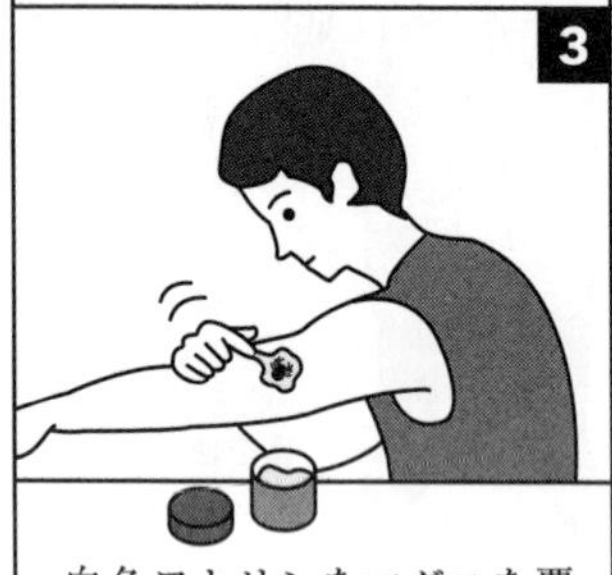

白色ワセリンをマダニを覆うように塗り込めます。そのまま様子を見ましょう。

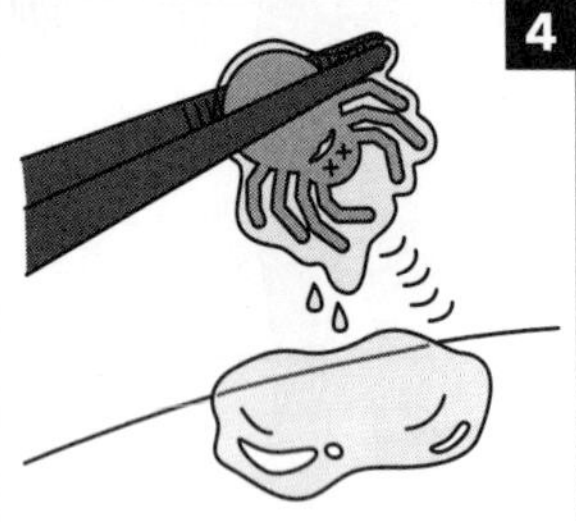

しばらくすると……
息ができなくなったマダニは簡単に取れるようになります。

されている。前出のようにシカやイノシシなどの野生動物はマダニとともにＳＦＴＳウイルスの感染環を形成している。このような感染環が人の生活圏内に侵入するようになったこと、もしくは人がこれらの感染圏内に立ち入る機会が増えたことなどが、ＳＦＴＳウイルスの感染機会を増やしている原因となっている。

あとがき

世界的な微生物学者で思想家のデュボスは、『健康という幻想』の中で、「伝染病が流行するには、病原微生物をもってきただけではたりない。流行はみな、なんらかの社会的状況で条件づけられている」と指摘している。

21世紀は、医療体制が充実し、衛生環境が行き届いている先進諸国であっても、ウイルスの危険と無縁ではいられない。むしろ、人口の過密化、高速大量輸送を背景とし、不特定多数の人々が集っては離散する都市の特性が、感染症に対するリスクを飛躍的に高めている。さらに、その感染の原因の病原体は、思いも寄らない遠隔地から航空機で運ばれ、または高速鉄道でやってきた、新たな感染症である可能性が高い。地球の一地点で発生した感染症は、密集した人々の中で感染伝播を繰り返し変異して、さらに広域に拡散、同時多発的な大流行を引き起こす可能性がある。これが、21世紀型パンデミックである。

本書を上梓するにあたり、長きにわたり編集者として私を導いてくださった元筑摩書房新書編集部の湯原法史氏に心より御礼を申し上げます。湯原氏はかけ出しの私に「感染症を書かせるなら岡田晴恵だと、そう言われるようになりなさい」と繰り返し言ってくださいました。その宿題は未だ出来ておりませんが、いつも私の心の片隅でつらい執筆の戒めとなっております。

同じく新書編集部の河内卓氏にも、御礼を申し述べたいと思います。また、いつも私を支え励ましてくださいましたTBSテレビ・井上貴博MCの「Nスタ」、テレビ朝日「羽鳥慎一モーニングショー」、山口豊MCの「日曜スクープ」の皆様、白鷗大学の先生方、職員、学生の皆さんにも深く感謝いたします。皆様のご厚情があって本書を世に送り出すことができます。多くの人のお役に立ちますよう、ひとえに願っております。

2020年7月8日

岡田晴恵

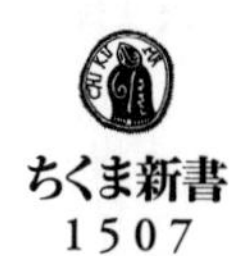

ちくま新書
1507

知っておきたい感染症［新版］
――新型コロナと21世紀型パンデミック

二〇二〇年八月一〇日　第一刷発行

著　者　岡田晴恵（おかだ・はるえ）

発行者　喜入冬子

発行所　株式会社　筑摩書房
東京都台東区蔵前二-五-三　郵便番号一一一-八七五五
電話番号〇三-五六八七-二六〇一（代表）

装幀者　間村俊一

印刷・製本　三松堂印刷　株式会社

ISBN978-4-480-07336-5 C0247

ちくま新書

1256
まんが 人体の不思議
茨木保
本当にマンガです！ 知っているようで知らない私たちの「からだ」の仕組みをわかりやすく解説する。病院での専門用語でとまどっても、これを読めば安心できる。

1397
知っておきたい腹痛の正体
松生恒夫
中高年のお腹は悲鳴を上げています。急増するストレス性の下痢や胃痛、慢性便秘、難治性疾患……。専門医が、痛みの見分け方から治療、予防法まで解説します。

1004
こんなに怖い鼻づまり！
——睡眠障害・いびきの原因は鼻にあり
黄川田徹
睡眠障害、慢性的疲労、集中力低下、運動能力低下、睡眠時無呼吸症候群……個人のＱＯＬにとって大問題である鼻づまりの最新治療法を紹介！

940
慢性疼痛
——「こじれた痛み」の不思議
平木英人
本当に運動不足や老化現象でしょうか。家族から大袈裟といわれたり、未知の病気じゃないかと心配していませんか。さあ一緒に「こじれた痛み」を癒しましょう！

674
ストレスに負けない生活
——心・身体・脳のセルフケア
熊野宏昭
ストレスなんて怖くない！ 脳科学や行動医学の知見を援用、「力まず・避けず・妄想せず」をキーワードに自分でできる日常的ストレス・マネジメントの方法を伝授する。

1115
カラダが変わる！ 姿勢の科学
石井直方
猫背、肩こり、腰痛、冷え性に悩む人必読！ 人体の仕組み、姿勢と病気の関係などを科学的に解説し、効果的なトレーニングを多数紹介する。姿勢改善のバイブル。

1333-1
持続可能な医療【シリーズ ケアを考える】
——超高齢化時代の科学・公共性・死生観
広井良典
高齢化の進展にともない増加する医療費を、将来世代にこれ以上ツケ回しすべきではない。人口減少日本の最重要課題に挑むため、医療をひろく公共的に問いなおす。